청 년 건 강 백 세 ⑭

건강한 치아 만들기

청 년 건 강 백 세 ⑭

건강한 치아 만들기

오성진 (예치과 원장) 지음

좋은 책 좋은 독자를 만드는—
㈜신원문화사

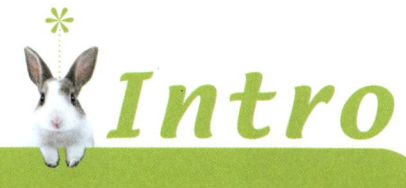

Intro

건강한 치아는 오복 중 으뜸

1945년 해방과 함께 거리로 나와 벅차게 만세를 부르던 군중과 2004년 압구정 거리를 바쁜 걸음으로 걷는 사람들의 모습을 함께 떠올려 보면 그 동안의 우리 생활 수준의 변화를 보는 듯하다.

확연히 다른 입 주위 모습―쭈굴쭈굴한 40년대와 탄력 넘치는 현대―은 그 느낌을 더욱 강하게 한다. 시대에 따른 입 모양의 차이는 어디서 오는 걸까?

아마도 유아기 치아 관리의 차이에서 오는 것이 아닐까 조심스레 짐작해 본다.

세살 버릇 여든까지 간다는 말이 있듯이 어릴 적부터 잘 관리한 치아는 확실히 여든까지 간다.

먹고 살기 힘들었던 시절에 "젖니는 곧 빠질 이"라며 유아기 치아 문제를 방치했던 많은 30~40년대 출생자들이 지금에 와서 많이 고생하는 것을 보면 잘 알 수 있을 것이다.

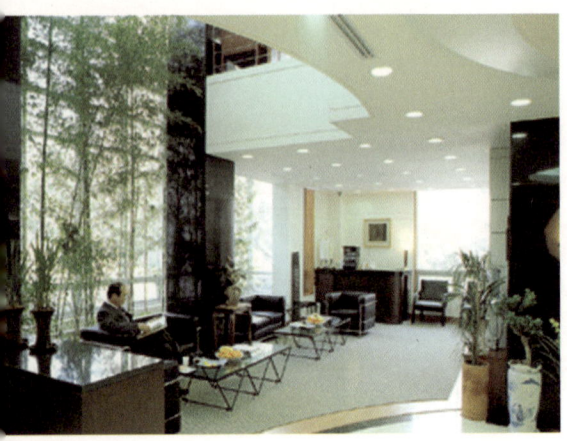

건치는 오복 중 하나

병원에 와 자신의 이에 얽힌 갖가지 사연을 늘어 놓는 환자들을 보면, 치아에 관해서 일가견이 있는 필자도 치아 관리의 중요성을 다시금 절감하곤 한다.

최근 들어 예전에 비해 치아에 관한 일반인들의 학식도 많이 늘고, 부모들이 자녀의 이를 잘 관리하고 있어 그나마 다행이라고 생각한다.

이제는 웰빙시대

요즘 웰빙을 위해 맑은 공기와 무공해 음식, 그리고 깨끗한 물을 찾는 사람들이 늘고 있다.

그러나 여기서 간과해선 안 될 점은 이 모든 것이 입으로 들어간다는 사실이다.

이런 이유로 필자는 감히 건강한 치아가 웰빙의 기본이라고 말하고 싶다. 웰빙 생활을 하려면 튼튼한 이는 기본이며, 그와 더불어 아름다운 치아도 가져야 할 것이다.

이 책에는 사람이 태어나 유아기를 거치고, 소년이 되고, 청년이 되며, 가정을 이루고, 자녀를 낳고, 손주를 보며, 한 일생을 살면서 어떻게 치아를 잘 사용할 수 있을까 하는 고민이 담겨 있다.

아무쪼록 읽는 이들의 치아 건강에 좋은 선물이 되었으면 한다.

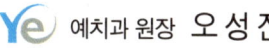 예치과 원장 오 성 진

Contents 차례

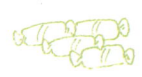

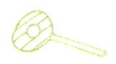

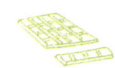
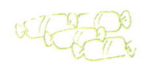

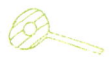

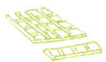

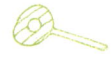

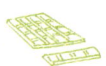

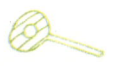

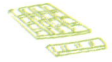
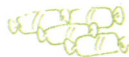

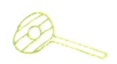

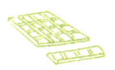
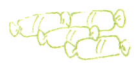

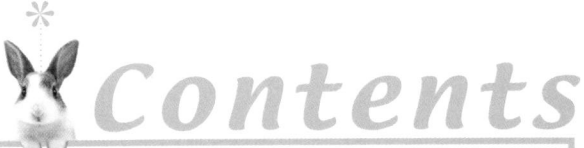

Contents

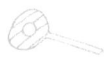
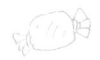
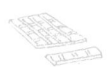

Chapter 1

건강한 치아를 원한다면

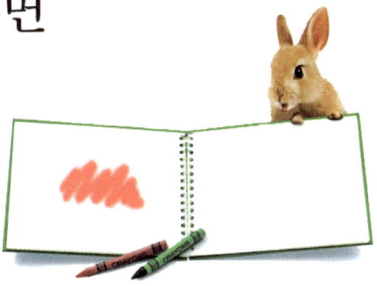

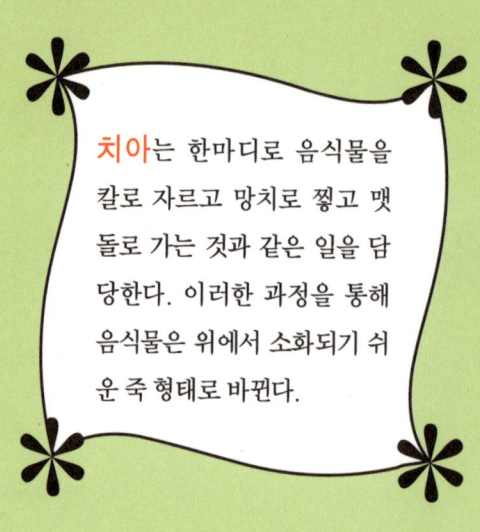

치아는 한마디로 음식물을 칼로 자르고 망치로 찧고 맷돌로 가는 것과 같은 일을 담당한다. 이러한 과정을 통해 음식물은 위에서 소화되기 쉬운 죽 형태로 바뀐다.

1. 씹는 힘 20세 이후부터 떨어져

신체의 다른 부위에 비해 치아의 역할은 비교적 단순하다. 한마디로 음식물을 칼로 자르고 망치로 찧고 맷돌로 가는 것과 같은 일을 담당한다고 할 수 있다. 이러한 과정을 통해 음식물은 위에서 소화되기 쉬운 죽 형태로 바뀌고 침 속의 소화 효소와 골고루 섞인다.

우리가 아무런 생각 없이 음식물을 씹고 넘기긴 하지만 사실 그 힘은 엄청난 것이다. 어금니의 씹는 힘은 남자는 평균 62.5kg, 여자는 42.7kg이나 된다. 앞니는 약 11.2kg 정도다.

씹는 힘은 약 10세부터 증가해 15~20세에 최고에 이르고, 그 이후에는 점차 떨어진다.

음식을 먹을 때는 1분에 아홉 번 이상 삼키며, 무의식적으로 하루에 약 2400여 회 정도 삼키는 운동을 한다. 그러나 치아의 맞물림이 없으면 이 일은 매우 어려워진다. 평소 치아 관리를 강조하는 이유도 정갈하면서도 고른 치아를 유지하기 위해서라고 할 수 있다.

평상시 치아를 꽉 다물고 있는 시간은 하루에 10~15분에 불과하고, 그 이외의 시간에는 치아의 위, 아래를 2~3mm 벌려 놓고 휴식을 취한다.

치아에 이상이 있는 사람은 어색한 웃음이나 한쪽 입술이 처져 입이 비뚤어지게 보이거나 비웃는 듯한 모습으로 보일 수 있다. 또 말할 때나 웃을 때 아랫니만 보이면 나이가 들

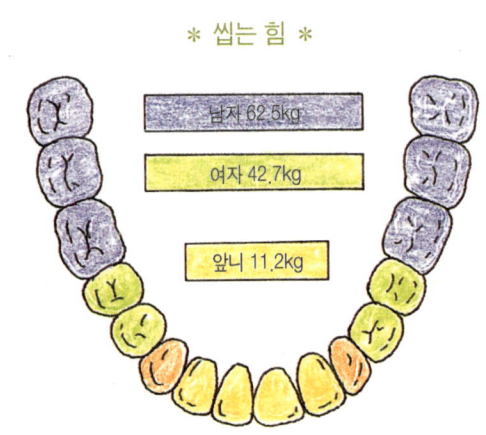

* 씹는 힘 *

남자 62.5kg

여자 42.7kg

앞니 11.2kg

어 보인다는 말도 들을 수 있다.

결과적으로 윗니와 아랫니가 같이 보여야 젊게 보인다. 이처럼 치아 관리는 개인에게 무엇보다 중요하다.

그런데 문제는 우리나라 4명 중 3명은 충치를 앓고 있다는 사실이다. 1997년 학교 보건원 조사 결과에 따르면 충치 유병률은 만 5세 어린이의 82%, 만 12세의 76.1%, 만 15세의 86%나 보고되었다. 같은 해 서울시 시민 보건 지표 조사에서도 충치는 만성 질환 1위였다.

1970년대 이후 선진국에서는 충치 발생이 크게 줄고 있지만, 우리나라에서는 오히려 5배 이상 늘어난 것으로 밝혀졌다.

2. 스트레스는 치아 건강의 최대 적

적당한 스트레스는 생활의 활력소가 될 수 있다. 하지만 지나친 스트레스는 만병의 근원이 된다. 따라서 스트레스를 줄이려는 노력들이 다각도로 이루어지고 있는 것이 현실이다.

치아도 예외는 아니어서 스트레스를 받으면 여러 가지 구강 내 변화가 생긴다. 그것은 심리적으로 긴장하거나 불안하면 호르몬의 분비로 근육이 굳어지고, 침의 분비량이 심하면 80%까지 줄어들기 때문이다. 분비가 줄면 세균의 활동력의 증가로 충치가 증가하는 원인이 된다.

또한 스트레스를 받으면 면역 작용이 감소하고 저항력이 약화된다. 타액의 감소로 자정 작용이 되지 않고, 이가 들뜨고, 잇몸이 붓

침과 입 냄새와의 상관관계

침은 끈끈한 성분과 묽은 성분이 적당한 비율로 섞여 있는 것이 정상인데, 간혹 배합 비율이 바뀌면서 끈끈해지는 경우가 있다. 스트레스를 받으면 침 속의 단백질 성분이 바뀌게 된다. 그런데 바뀐 단백질 성분이 입 냄새를 조장하고 증폭시키는 것으로 추정된다.

고, 피가 나며, 통증 등 잇몸 질환이 증가한다.

또 스트레스가 많으면 담배를 피우거나 군것질의 섭취가 늘어나므로 구강 내의 상태가 불결해져서 플라크의 증식이 왕성해진다. 실제 스트레스를 술과 담배로 푼다는 직장인들이 많다는 통계가 있는 것으로 보아도 스트레스는 치아 건강에 좋지 않은 영향을 미친다고 할 수 있다.

스트레스를 심하게 받으면 간혹 잠을 잘 때 이를 갈거나 치아를 습관적으로 꽉 무는 버릇이 생길 수 있다. 물론 무의식적인 행동이긴 하지만 이를 가는 행위나 이 악물기는 150~200kg의 힘이 치아에 작용해 치아와 잇몸의 경계부가 파이는 치경부 마모증을 유발시키기도 한다.

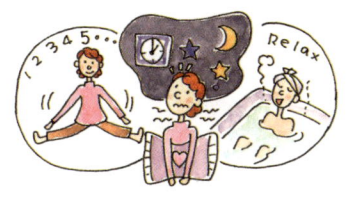

스트레스는 치아 건강의 적

🦷 스트레스는 잇몸 질환, 턱관절 질환을 유발

특히 위아래 치아의 맞물림이 잘 맞지 않은 교합 간섭인 경우 스트레스가 심해지고, 각종 치아 질환과 만성 두통에 시달릴 수 있다.

심한 사람은 귀 앞쪽 부위에 있는 턱관절 부위에 통증을 호소하거나 소리가 나고, 입이 잘 벌어지지 않는 턱관절 질환이 생기기도 한다.

이처럼 스트레스는 충치를 비롯해 잇몸 질환과 턱관절 질환 등 3대 치과 질환의 큰 원인이므로 정신적인 안정과 적당한 운동, 여유 있는 마음가짐이 중요하다.

특히 치아의 건강을 위해서는 즐거운 마음으로 생활하고 긍정적인 사고로 임하는 것이 바람직하며, 또한 치아의 주기적인 검진과 평소 세심한 양치질에 신경을 써야 할 것이다.

3. 치아 보호를 위해서는

🦷 올바른 칫솔질은 치아 건강의 지름길

칫솔질은 치아 건강을 유지할 수 있는 가장 쉬우면서도 중요한 방법이다. 평상시 하루에 세 번씩, 식사 뒤는 기본이고, 자기 전에 반드시 양치질을 해야 한다. 가능하면 간식을 먹은 후에도 칫솔질을 하는 습관을 기른다.

음식물을 섭취한 후 3분 내에 닦아야 치아에 붙어 있는 음식물 찌꺼기를 깨끗이 제거할 수 있으며, 3분이 지나면 치아 표면에 충치 발생의 주범인 플라크에 세균막이 형성된다.

충분한 칫솔질 못지않게 사용하는 칫솔의 선택에도 신경을 써야 한다. 칫솔은 입 안에서 자유롭게 움직여 구석구석 도달할 수 있을 만한 크기가 적당하다. 칫솔이 구강에 비해 지나치게 크면 혀쪽 치아 면과 안쪽의 어금니가 잘 닦이지 않는다.

칫솔 교환 시기는 2~3개월 간격이 적절한데, 만약 그전이라도 칫솔이 벌어지거나 털의 탄력이 떨어지면 바꿔 주는 것이 좋다.

칫솔을 사용한 후에는 흐르는 물에 잘 씻어서 통풍이 잘 되는 곳에서 건조시킨다.

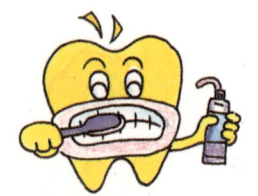
올바른 칫솔질은 치아 건강의 지름길

🦷 미세한 찌꺼기를 제거하는 치실

치실은 음식을 먹은 후 치아 사이에 박힌 작은 찌꺼기들을 제거하는 데 큰 도움이 된다.

올바른 사용법은 치실을 40~50㎝ 정도 끊어서 양손의 인지와 중지에 감고 치아 사이에 밀어 넣었다가 빼내는 동작을 반복한다.

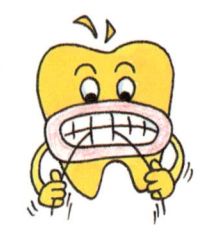
미세한 찌꺼기를 제거하는 치실

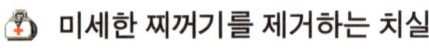

그렇게 몇 차례 반복하면 음식물 찌꺼기와 세균막이 깨끗이 제거된다. 치실은 처음부터 사용법을 올바로 익혀야 제대로 효과를 볼 수 있는데, 치실 사용이 부자연스러운 어린이들에게서는 큰 효과를 기대할 수 없다. 성인이 습관적으로 사용하면 건강한 치아를 유지하는 데 큰 도움이 된다.

🦷 이를 닦지 못할 땐 구강 양치 용액을 사용

바쁜 일상이나 업무에 쫓기다 보면 간식은 물론 식사 후에도 이를 닦지 못하는 경우가 빈번하다. 만약 양치질을 할 수 없을 때는 구강 양치 용액을 사용하는 것도 좋은 방법이다.

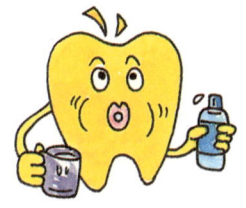

이를 닦지 못할 땐 구강 양치 용액을 사용

여러 가지 원인으로 입 안이 불결해졌거나 상처, 염증 등이 있어 입 냄새가 날 때가 있는데, 그럴 경우에는 입 안에 수많은 세균이 우글거리게 된다. 이때 구강 양치 용액을 사용하면 간단히 세균의 활동을 억제할 수 있다. 다만 양치 용액을 한 달 이상 계속 사용하는 것은 좋지 않다. 입 안에 상주하는 세균이 너무 많이 줄어들면 오히려 면역력이 떨어지거나 세균들의 내성을 키울 염려가 있기 때문이다.

이와 함께 음식을 먹은 후 충치 예방용 껌을 씹으면 어느 정도 충치 예방에 도움이 된다. 하지만 대부분 껌에는 충치를 유발하는 당분이 포함되어 있기 때문에 효과가 반감될 수도 있다. 그나마 대체 감미료 '자일리톨'이 들어 있는 껌을 식후에 사용하면 이런 단점을 보완할 수 있다.

충치가 생기는 원인은 입 안에 서식하는 '뮤탄스'라는 균이 음식물 속의 당분을 먹고 발효시켜 산(酸)을 생성하기 때문이다.

뮤탄스 균이 자일리톨을 먹으면 산을 분비하지 못하고 다시 배출하기 때문에 충치 발생이 억제된다.

Doctor's clinic

치아 건강 5계명

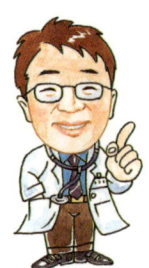

🦷 **음식물 섭취 후 3·3·3원칙을 지킨다**

하루 3회, 식후 3분 안에, 3분 이상 닦는다.

🦷 **6개월~1년에 한 번씩 스케일링을 한다**

보통은 1년에 2회, 담배를 피우는 사람이나 치주 질환이 있는 사람은 더 자주 치석 제거를 받는 것이 좋다. 특히 치주 질환으로 인해 입 냄새가 심하게 나거나 30대 후반으로 치주 질환의 가능성이 높은 사람에게는 필수다.

🦷 **1년에 두 번씩은 꼭 잇몸 질환 검사를 받는다**

잇몸 질환의 초기 단계인 치은염은 연한 잇몸 조직에 세균이 침범하는 것을 말한다. 이때는 회복이 가능하지만 치료 받지 않은 채로 방치하면 잇몸염으로 발전하고, 치아를 지지하는 뼈까지 심하게 손상될 수 있다.

🦷 **입 냄새의 원인이 입 안이 아닐 땐 내과 검사를 받는다**

입 냄새 원인은 대개 구강 내에 존재한다. 그러나 간혹 소화기나 호흡기 질환, 축농증, 편도선염, 당뇨병, 간장 질환 등이 있을 때도 입 냄새가 심할 수 있으므로 그럴 경우 내과에서 진찰을 받아야 한다.

🦷 **사랑니를 무조건 뽑는 것도, 방치하는 것도 좋지 않다**

사랑니가 제대로 잘 났으면 굳이 뽑을 이유가 없다. 다만 반쯤 나다 말거나 뼈 속에 완전히 묻혀 있어 인접 치아에 나쁜 영향을 미친다면 제거해야 한다.

음식 충치의 주원인은 음식물 속의 당분이지만, 그 점도(끈끈한 정도)도 큰 영향을 미친다.

끈적끈적한 음식일수록 치아에 오래 남아 있기 때문이다. 또 산에 의해 치아가 용해되므로 탄산음료도 좋지 않다.

4. 나이에 따른 치아 관리법

건강한 치아를 유지하기 위해서는 무엇보다 건강할 때 제대로 관리하는 것이 중요하다. 치아의 손상이 시작되면 아무리 치료를 잘한다 해도 건강할 때와 같은 치아를 갖는다는 것은 어려운 일이기 때문이다.

그러기 위해서는 나이 별로 치아 관리 요령을 익혀 평소 주의를 기울이는 것이 바람직하다.

• 생후~2세

젖병을 문 상태로 잠들게 해서는 안 된다. 유치가 나기 시작하면 수유 후 거즈에 물을 묻혀 닦아 준다. 수유는 구강 근육의 발육에 큰 영향을 미친다. 앞니가 나기 시작하면 이유식을 준비하되, 씹을 수 있는 것이 늦어지면 충치나 부정 교합이 생기기 쉽다.

• 3~6세

대부분의 부모들은 나중에 영구치가 나올 것이라는 생각에 어린아이의 치아에 대해서는 별 관심이 없다. 하지만 유치의 씹는 힘은 턱과 얼

＊ 6세 까지 ＊

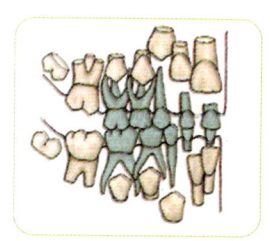

생후 6개월쯤에 앞니가 나오기 시작해서 2~3세가 되면 젖니가 모두 나온다.

굴 골격을 바르게 하고 정확한 발음을 유지하는 데 중요한 역할을 한다.

충치가 생겨 젖니를 일찍 빼게 되면 그 공간의 앞뒤에 있는 치아들이 움직여 공간을 메우게 될 수도 있다. 그러다 보면 결국 그곳에 날 예정이던 영구치는 자리를 잃어 덧니가 되고 만다.

만 3세 전후로 유구치(어금니 유치)가 나면 그 치아의 깊고 좁은 골을 메워 주는 게 좋다. 이 무렵 치과에 가서 홈 메우기를 하면 치과 진료에 대한 공포증을 없애는 데 도움이 된다.

3세부터는 6개월에서 1년 주기로 불소 도포를 해주는 것이 좋다.

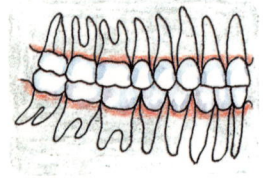

• 7~12세

충치가 생기기 쉬운 어금니의 경우 씹는 면이 깊고 좁으면 홈 메우기를 해준다. 유치가 너무 오래 남아 있으면 빼도록 하고, 너무 빨리 빠진 경우에는 공간 유지 장치를 해준다.

• 13~19세

사춘기가 되면 치은염이 많이 생기므로 6개월에 한 번 정도 스케일링을 해주는 것이 좋다.

사랑니의 경우 반드시 뽑을 필요는 없지만, 삐뚤게 나거나 충치, 치은염이 계속 생기는 경우에는 뽑아야 한다.

• 20~34세

여성은 임신 전에 충치 치료와 스케일링을 받는 것이 좋다. 임신 중 구강 진료 시기는 임신 3~6개월이 제일 좋다. 출산 후에는 스케일링과 불소 도료를 받도록 하고, 정기 검진은 6개월마다 하며, 필요한 경우 스케일링을 한다.

• 35~55세

치아 사이의 뾰족하고 얇은 골들이 내려앉아 치근이 드러나거나 시린 증상을 자주 느끼는 나이다. 그와 더불어 음식물이 끼어 잇몸에 피가 자주 나고 충치가 생길 수 있다.

여성의 경우 호르몬과 타액 분비가 감소, 입 안이 건조해지고 잇몸이 얇아져 차거나 더운 음식을 먹으면 이가 시리다.

혀에 백태가 끼고 잇몸이 벗겨지며 입 안이 곪는 구내염도 빈발한다. 40세 이후에는 잇몸 검사를 정기적으로 받고, 암의 유전적 소인이 있는 사람은 구강암 검사도 받는 게 좋다.

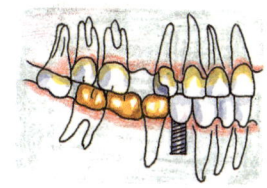

* 40세 이후 *

40세 이후에는 잇몸뼈가 내려 앉아 치아 뿌리가 노출돼 흔들리고 시리며, 이때부터 노화가 시작된다.

• 56세 이상

잇몸과 구강암 검사를 정기적으로 받는다. 틀니는 자기 전에 항상 빼서 칫솔로 깨끗이 씻은 다음 보관 용액에 담가 둔다.

5. 시기에 따른 치아 관리

(1) 유아 및 소아기의 치아 관리

젖니, 즉 유치 관리를 철저히 해야 건강한 영구치를 가질 수 있다. 흔히 많은 부모들이 젖니는 어차피 빠지는 치아라고 생각해 소홀히 관리하는 경우가 많은데 충치 등으로 손상된 유치는 후속 영구치에 영향을 미치므로 유치열기(乳齒列期)부터 치아 관리를 철저히 해야 한다.

🩺 유치는 인위적으로 뽑을 수도 있다

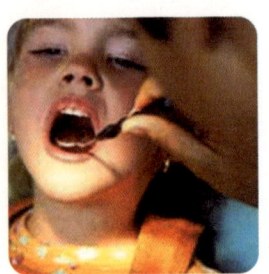

적어도 6개월에 한 번씩은 치과 검진을 받도록 한다.

영구치가 나오는 시기는 6세경부터이며, 그 후 10~12세까지 유치를 갈게 되므로 유치가 너무 일찍 손상되면 영구치가 나오는 데 많은 영향을 미칠 수 있다.

젖니가 심하게 썩으면 후속 영구치의 색깔이 변하거나 모양이 변형될 수도 있다.

또 너무 일찍 뽑으면 영구치가 나올 수 있는 공간이 제대로 확보되지 않아 뻐드렁니나 덧니가 나올 수도 있다. 고르고 건강한 영구치를 갖기 위해서는 특히 유치가 영구치로 교환되는 시기를 적절히 잡아 주어야 한다. 왜냐하면 유치가 저절로 흔들려 자연스럽게 빠질 수도 있지만 때론 인위적으로 뽑아 주어야 할 때도 있기 때문이다.

🩺 6개월에 한 번씩은 치과 검진을 받는다

유치가 나올 시기에는 6개월에 한 번씩은 정기적으로 치과 검진을 받아 X선 촬영을 통해 영구치가 올라오는지, 언제 유치를 뽑아야 하는지를 정확히 판단하는 것이 좋다.

치과 검진 결과 교정 치료가 필요하다고 생각되면 가능한 일찍 치료를 시작하는 것이 치료 기간도 짧고 비용 부담도 적다.

1980년대 중반까지만 해도 치아 교정은 12~13세가 지나야 좋다고 생각했으나 요즘에는 이를 갈기 시작하는 만 7~8세부터 교정 치료를 시작하는 추세다.

이 시기의 교정 치료는 교정 장치를 따로 치아에 부착하지 않고 간단하게 교정할 수 있으므로 교정 장치 부착으로 인한 심리적·육체적 고통과 비용을 줄일 수 있다.

(2) 어린이의 치아 관리

어린이 치아 건강에 문제가 생기는 것은 이가 아주 아프지 않은 때를 제외하고는 치과를 찾지 않기 때문인 경우가 많다.

🩺 열 살 때 튼튼한 이, 여든까지 간다

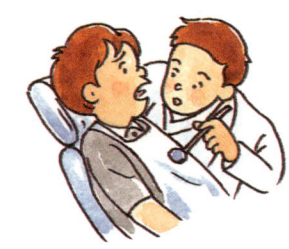

어린이 충치는 진행 속도가 빠르므로 조기에 치료해야 한다.

가지런한 치아는 어린이의 영양과 교우관계에 많은 영향을 미친다. 따라서 부모가 관심을 갖고 아이들의 치아에 이상이 없는지 살펴보는 것이 좋다. 일상적으로 나타나는 어린이 치과 질환과 그 치료법을 알아본다.

• 치아 우식증(충치)과 보철

어린이 충치는 진행 속도가 성인에 비해 매우 빠르므로 조기에 치료해야 한다. 특히 충치로 큰 어금니를 잃어버리는 경우가 많은데, 만약 이를 방치하면 인접한 치아들이 쓰러지고 맞닿았던 치아들은 빈 공간으로 내려오게 된다.

치료 시기를 놓치면 신경 치료까지 하고 나서 치아를 보철물로 씌워야 한다. 충치가 급격히 진행돼 유치를 조기에 상실하는 경우에는 영구치의 치아 배열에 나쁜 영향을 주게 된다.

충치 예방법으로는 규칙적인 양치질과 당분의 섭취 횟수와 섭취량을 줄이는 것이 기본이다. 보다 적극적인 방법으로는 불소 도포, 실런트(충전제)를 이용한 치료가 있다.

불소를 치아에 바르거나 양치하면 치아 조직이 치밀해진다. 어금니 등에 흠이 있는 경우에는 썩기 쉬우므로 실런트로 메워 충치를 예방한다.

 Doctor's clinic

불소 도포의 사용

🦷 불소 도포의 효과
· 플라크 박테리아를 저지
· 칼슘 등의 무기질이 치아에 결합하는 과정을 강화하여 초기에 충치 예방
· 치아의 법랑질을 강하게 하여 충치를 예방
· 불소막을 형성하여 세균의 효소 작용을 억제
· 세균 등에 의해 형성되는 산에 잘 견디어 치아 표면을 보호

🦷 불소 도포 치료가 특히 어린이 치아에 좋은 이유
새로 나오는 영구치의 겉 표면 (법랑질)은 아직 튼튼한 상태가 아니고 맹출 이후 상당 기간 동안 숙성하게 된다. 이 동안에 불소가 특히 잘 결합하기 때문에 예방 효과가 더욱 커진다.

🦷 어른의 충치 예방을 위해서도 좋다
잇몸병에 걸리기 쉬운 갱년기에는 골다공증처럼 부족한 무기질을 보충해야 하는 경우가 많다. 불소는 이러한 어른의 치아를 보호하고 강화해 준다. 특히 보철물을 한 치아의 충치 예방을 위해서도 불소가 필요하다.

🦷 불소를 이용하는 방법
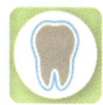 1. 불소 도포법
치아 표면에 직접 불소를 바른다.

2. 불소 용액 양치법
불소가 함유된 용액으로 양치한다.

3. 불소 정제 복용법
알약으로 된 불소를 복용한다.

4. 상수도 불소화법
약 1ppm의 농도로 불소가 함유된 상수도 물을 일
상적으로 마신다.

어린이들은 넘어지거나 친구와 장난하다 앞니가 손상되는 경우가 많다. 만약 치아가 함몰되었을 경우에는 옆에 있는 치아들과 높이가 맞도록 일정 기간 고정시켜 주어야 한다.

치아가 완전히 빠졌을 때는 치아 주위의 피나 조직을 닦아 내지 않은 채로 식염수나 우유에 담가 신속히 치과에 가서 재이식을 하면 성공하는 경우가 높다.

• 잇몸 질환(풍치)과 잇몸 관리
어린이들은 성인에 비해 풍치가 그리 많지 않다. 그럼에도 불구하고 잘못된 치아 구조로 인해 잇몸 질환을 앓는 경우가 종종 있다.

풍치의 원인을 분류해 보면 치석, 불량 보철물, 외상에 의한 부정 교합, 치아 상실, 음식물 침착, 치아의 밀집, 이를 악무는 습관 등을 들 수 있다. 또 영양 및 대사 장애 등 전신적인 건강의 이상도 풍치를 일으킨다. 전신적 원인을 정확히 밝히기는 힘들지만 국소적 원인만 잘 다스려도 잇몸 질환의 진행을 지연 또는 정상화시킬 수 있다.

칫솔질은 풍치 예방의 기본으로 이를 깨끗이 하고 잇몸을 마사지해서 잇몸의 혈액 공급을 개선하며, 잇몸 상피를 단단하게 만들어 감염에 대한 저항성을 높여 준다. 스케일링은 어린이라도 치석이 심하게 눌어붙었을 경우에는 해주는 게 좋다.

• 부정 교합과 치열 교정

치아의 배열이나 맞물림이 좋지 않은 부정 교합은 보통 12세를 전후해 시작하는 게 좋다. 다만 골격에 문제가 있는 경우에는 시기를 앞당기거나 미룰 수 있다.

이가 지나치게 많이 나거나 밀집한 경우에는 뽑는 게 원칙이다. 그러나 이가 들어설 공간이 너무 부족한 경우에는 입천장과 이가 박힌 치열궁을 넓히거나 어금니를 뒤로 미는 교정을 할 수 있다.

치열 교정은 시기를 일률적으로 말하기는 어려우나 6~9세에 예비 교정을 한 후 개선되는 추이를 지켜보면서 바로 본 교정에 들어가거나 성인이 된 후 본 교정을 할 수 있다.

턱 모양에 이상이 없고 단순히 치아가 날 자리가 모자라 울퉁불퉁한 경우에는 영구치가 거의 완성되어 가는 시기인 11~13세에, 이가 늦게 나는 경우에는 13~15세에 시작한다.

(3) 결혼 및 임신했을 때의 치아 관리

결혼은 이 세상에서 무엇과도 비교할 수 없는 아주 귀한 축복이다. 그러므로 결혼 당사자들의 마음은 설레고, 신부의 입장에서는 더욱 그럴 수밖에 없다. 또 앞으로의 가정생활과 삶을 위한 미래지향적인 생각으로 한껏 부풀 수밖에 없다.

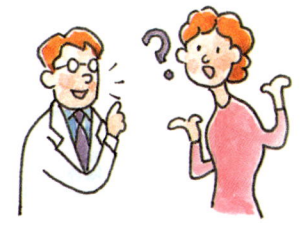

결혼 전에 치과 치료를 마치는 것이 좋다.

결혼을 앞둔 여성의 치아 관리

결혼과 함께 당연히 생각할 수 있는 것이 임신과 출산이다. 바람직하기로는 결혼 전에 치과 질환에 대한 치료를 끝내는 것이 좋다. 요즘에 와서는 특히 이런 현상이 보편적으로 나타나고 있다. 그것은 서로의 삶의 질을 높이기 위함이다.

그러나 결혼 전에 치과 치료가 끝났다고 해서 방심하거나 그대로 방치해 두어서는 안 된다. 가장 흔하게는 충치가 생기거나 잇몸이 나빠질 수 있기 때문이다.

특히 임신 중에는 정상 때와 달라서 호르몬 등의 관계로 임신성 치주염과 충치가 쉽게 발생한다. 그리고 임신 초기에 볼 수 있는 입덧으로 인해 칫솔질을 소홀히 하여 입 안이 불결해지기 쉽다.

임신을 했다면 평상시보다 더 세심한 주의를 기울여 청결에 힘써야 하며, 지금까지 하던 것 그 이상으로 열심히 칫솔질을 하는 것이 치아 건강에 좋다.

임신부의 치아 관리

임신을 하면 호르몬 분비의 변화로 잇몸에 모세혈관이 많이 만들어져 염증이 잘 생긴다. 잇몸 염증은 임신 3기에 가장 심하며, 이때 구강 위생에 신경 쓰지 않으면 발갛게 부어오르거나 궤양이 생길 수 있다. 또 입덧 때 나온 위산이 치아를 부식시켜 충치가 잘 생긴

다. 따라서 수시로 이를 닦고 가글링을
하는 등 치아 건강에 각별히 신경 써야
한다.

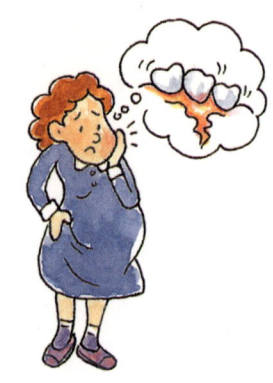

자일리톨 껌(충치균이 당분으로 착각
해 먹었다 토해 내는 과정을 되풀이하도록
해 허기져 죽게 하는 성분으로 만든 껌)을
씹는 것도 도움이 된다.

잇몸의 부은 부위는 대부분 특별한
치료 없이도 출산 뒤 자연스럽게 사라

임신 중에는 평상시보다 치아에
좀 더 관심을 기울여야 한다.

지지만 아주 불편하거나 출혈이 심하면 잘라내는 수술을 받아야
한다.

임신부의 치과 치료는 태아 건강과 관련이 있어 가능하면 임신 3
개월 전과 임신 6개월 뒤에는 받지 않는 것이 좋다. 스케일링이나
충치 치료는 임신 3~6개월 사이에 받고, 웬만한 치료는 출산 뒤로
미루는 것이 바람직하다.

• 임신성 치은염을 앓는다면

임신성 치은염은
임신 초기에 시작하
여 출산 후 자연히 좋
아져서 없어지는 경
우가 많다.

원인은 불확실하
지만 여성 호르몬인

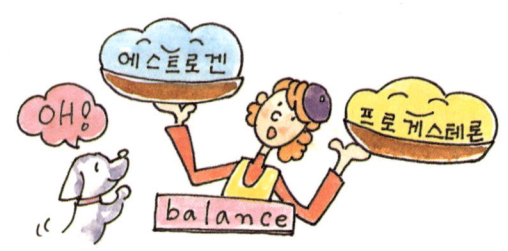

에스트로겐의 증가 등 내분비액이 관계하고 있다는 설과 임신하게 되면 생기는 입덧 때문이라는 진단도 있다. 또한 입 안이 불결해지기 때문이라고 생각할 수도 있다.

임신성 치은염을 미연에 방지하기 위해서는 칫솔을 대고 입 안을 청소해서 치태와 치석 등을 제거하는 것이 가장 좋은 방법이다.

• 임신 중 충치를 발견했다면

임신성 치은염과 마찬가지로 임신 중 충치 발생의 가장 큰 원인은 입덧 등으로 입 안이 불결해져 생긴다고 할 수 있다.

그 외에 호르몬의 변화와 타액의 pH(수소 이온 농도를 나타내는 지수)가 변화하여 입 안이 산성화되거나 비타민 부족 등 여러 가지 원인으로 발병하게 된다.

가장 확실한 예방법은 입 안을 청결하게 유지하는 것으로, 단 음식을 섭취했다든지 간식을 먹은 후에는 가능한 칫솔질하여 더러운 것을 제거해야 한다.

• 임신성 낭종이라면

임신성 낭종은 '임신종'이라고도 하며, 임신 기간 중에 내분비액의 복잡한 편중에 의해 특이적으로 잇몸의 일부가 증식하고, 혹 같은 것이 만들어지는 것을 말한다.

발병 부위는 윗니와 아래 앞니에 생기기 쉽고, 임신 중에 수차례 같은 곳에 생기는 특징이 있다. 양성이므로 크게 걱정할 일은 아니지만, 전문의와 상담하여 조기에 치료하는 것이 바람직하다.

1. 식사 후와 잠자기 전에는 반드시 이를 닦는다.
2. 이를 닦을 때는 위, 아래로 깨끗이 닦는다.
3. 충치 예방을 위해 일정 농도의 불소가 들어 있는 물을 마신다.
4. 단 음식을 적게 먹고 과일과 야채를 많이 먹는다.
5. 젖니를 잘 관리해 덧니 발생을 예방한다.
6. 6개월마다 정기적으로 구강 건강 진단을 받는다.
7. 정기적으로 스케일링을 받는다.
8. 이쑤시개 사용을 자제하고 치실 사용을 습관화한다.
9. 치아에 무리를 주는 행동을 삼간다(예 : 이로 병마개 따기 등).
10. 치아 착색, 입 냄새, 구강암 등을 예방하기 위해 담배를 끊는다.

(자료 : 보건복지부)

6. 평상시 관리가 건강한 치아를 좌우

연령 별로 볼 때 어린아이들은 치아 손상을 입기 쉽다. 그 나이에는 치아의 중요성을 거의 모르는 경우가 많으며, 설령 안다고 해도 심각하게 생각할 정도는 아니다.

따라서 어린아이들에게 치아 손상은 흔한 치아 질환 중 하나이며, 특히 앞니의 손상이 제일 많다.

최근 들어 격렬한 놀이, 예를 들면 자전거나 인라인스케이트를 타다가 넘어져 치아 손상을 당하는 경우가 많다. 이 경우 치아에 금이 가거나 일부분이 깨질 수 있고, 심할 때는 통째로 빠지기도 한다.

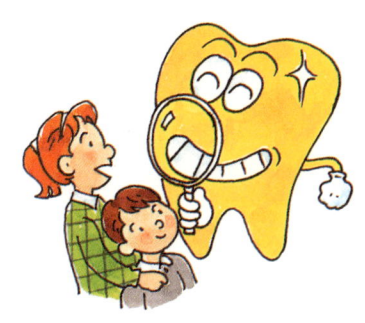

일상생활에서의 치아 관리가 건강한 치아를 좌우한다.

이와 같은 예기치 못한 일이 벌어졌다면 침착하게 아이의 입 안을 들여다보고 출혈이 있는 부위를 확인한 다음 지혈해 주어야 한다.

특히 치아가 빠진 경우에는 가정에서 할 수 있는 응급 처치 후 가능한 빨리 치과에서 치료를 받아야 한다.

출혈이 계속되면 거즈나 솜으로 눌러 주고 사정이 여의치 않으면 두 손가락으로 2~3분 정도 눌러주면 대부분 지혈이 된다. 그리고 빠진 치아를 찾아야 한다.

치아가 완전히 빠져 나오지 않고 잇몸에 걸려 있을 때는 치과에 가기 전에 원래의 위치로 밀어 넣을 수도 있으나 무리하면 안 된다.

치아가 완전히 빠져 땅에 떨어졌거나 이물질이 많이 묻었을 때도 다음과 같이 침착하게 행동하면 빠진 치아를 제자리에 복원할 수 있다.

치아가 빠졌을 때 처치 요령

우선 치아를 흐르는 물에 깨끗이 씻고 가능하면 식염수나 찬 우유에 넣는다.

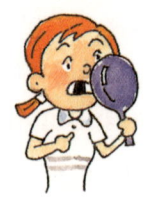

둘째, 식염수나 우유가 없으면 깨끗한 물에 담가야 하며 물마저 없다면 혀 밑에 치아를 넣은 후 치과에 가도록 한다. 이때 뿌리 부분을 손으로 만져서는 안 되며, 치아를 박박 문지르거나 비누 같은 세제로 씻으면 안 된다. 치아 뿌리 면에는 잇몸뼈와의 접착제 역할을 하는 치근막이 덮여 있는데 치근막이 손상되면 접착이 되지 않기 때문이다.

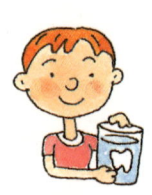

셋째, 치아를 살리기 위해서는 치아가 빠지고 난 뒤가 중요하다. 가능하면 30분 내에 치과에 가져가면 치아를 살릴 수 있는 확률이 비교적 높다.

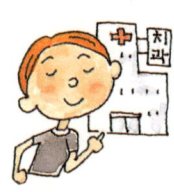

넷째, 그렇게 응급 처치를 한 후 신속히 치과에 가서 방사선 촬영을 비롯하여 치아 재식술, 치아 고정술 등을 받도록 한다.

다섯째, 시술을 받아 다시 제자리에 넣은 치아로는 음식을 씹지 말고 충격을 받지 않도록 하는 게 좋다. 치아를 제자리에 위치시킨 후에는 상당 기간 경과를 지켜봐야 한다.

여섯째, 치아가 변색되는 등 신경이 손상을 받았다면 근관 치료, 즉 신경 치료를 해야 하는데 이 경우 치아의 강도가 떨어지므로 인공 도자기 치아(포세린 관)를 씌워야 한다.

🦷 이가 부러졌을 때 처치 요령

만약 사고로 이가 부러졌다면 그 치아를 들고 가능하면 빨리 치과에 가야 한다. 치과에서는 방사선 사진으로 정밀 검사를 하여 부러진 치아의 상태를 파악할 수 있다.

사고로 이가 부러지고 신경이 잘린 경우에는 우선 신경혈관을 긁어낸다. 긁어낸 부분에 치과 약제를 충전해 주고 신경 치료를 한 치아는 깨지기 쉽기 때문에 인공 도자기 치아를 씌운다.

그러나 부러져 나간 부분이 크고 남은 치아가 거의 없을 때는 단순한 신경 치료만으로는 치아를 다시 사용할 수가 없다. 남은 치아가 거의 보이지 않을 경우에는 신경 치료 외에도 기둥(포스트)을 박고 인공 치아를 해 줘야 치아가 힘을 쓸 수 있다. 치아가 조금 부러졌을 때도 치과에서 진료를 받는 게 좋다.

치아 속이 충격을 받을 정도로 외력을 받게 되면 신경 및 혈관이 썩기 쉽다. 따라서 충격을 받은 경우에는 설령 부러지지 않았다 해도 치과에 가서 정밀 검사를 받아야 한다.

외상을 입은 치아는 손상 당일에는 생활력이 불확실하지만 시간이 지남에 따라 생활력을 상실하는 경우가 많다.

외상을 받은 치아의 변화를 판단하는 데에는 치아의 변색도 중요한 기준의 하나다. 신경 및 혈관이 다치면 치아에 영양 공급이 안 돼 결국 신경이 곪게 되고 시간이 지나면 갈색으로 변한다.

이 뿌리가 부러지지 않고 신경이 다친 경우에는 신경 치료를 한 후 인공 도자기 치아를 씌워 주면 치료가 끝난다.

부서진 부위가 크지 않은 경우 레진 또는 라미네이트 치료로 간단히 끝나지만 경우에 따라서는 인공 도자기관을 씌울 수도 있다.

Chapter 2

올바른 치아 상식 A에서 Z까지

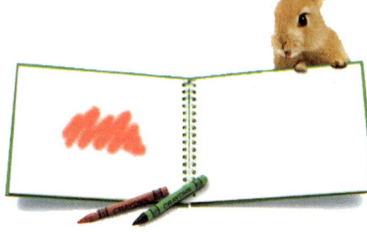

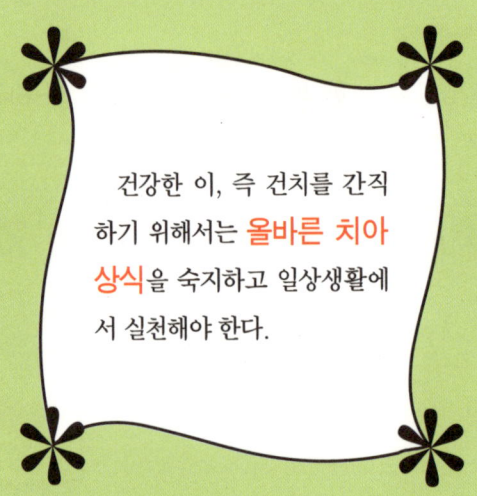

건강한 이, 즉 건치를 간직
하기 위해서는 **올바른 치아
상식**을 숙지하고 일상생활에
서 실천해야 한다.

1. 올바른 치아 상식

건강한 이, 즉 건치를 간직하기 위해서는 먼저 올바른 치아 상식을 숙지하고 있는 것이 바람직하다. 다음은 치아에 관해 몇 가지 잘못 알고 있는 사례들을 정리한 것이다.

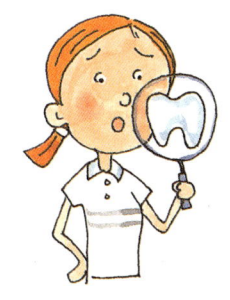

건강한 치아를 유지하려면 평상시 올바른 치아 상식을 숙지한다.

🦷 껌을 씹는 것은 치아에 안 좋다?

껌이 치아에 미치는 영향에 대한 의견은 분분했다. 그 가운데서도 치아에 나쁜 영향을 미친다고 여기는 사람들이 많으며, 그래서 단물만 빨아먹고 껌을 뱉는 경우가 흔히 있다. 오래 씹지 않으면 치아에 손상을 주지 않는다는 생각에서 일 듯싶다.

그러나 이러한 행위는 오히려 치아에 해로운 영향을 미친다. 껌을 씹을 때는 10분 정도가 적당하며, 이럴 때 치아 주위에 붙어 있던 음식물 찌꺼기가 닦여 나갈 수도 있고, 씹는 운동에 의해 잇몸과 턱 근육이 강화되기도 한다. 그러나 턱이 아플 때까지 하루 종일 껌을 씹는 것은 턱 근육에 무리를 줄 수 있다.

🦷 젖니는 치료할 필요가 없다?

젖니는 갈아야 할 치아이므로 굳이 치료할 필요가 없다고 생각하는 사람들이 많은데 이는 잘못된 생각이다. 갈아야 할 치아라도 제때에 치료를 해주어야 한다.

특히 영구치는 젖니의 뿌리를 녹이면서 따라 올라오기 때문에 젖니가 빨리 썩거나 빠져 버리면 양 옆 치아들의 위치가 바뀌어 영구치가 나야 할 자리를 막는 경우가 생긴다.

🩺 아이가 자랄수록 이도 커진다?

이 역시 잘못된 말이다. 초등학교 저학년 정도 되면 영구치가 모두 나와 이미 다 자란 상태다. 물론 턱뼈는 신체의 성장과 함께 계속 자란다. 하지만 턱뼈가 자라면서 생긴 공간은 둘째 어금니와 사랑니가 나오면서 자연스럽게 메워진다.

따라서 모든 이가 다 나올 때까지 치료를 미루는 것은 옳지 않다. 치아의 틈새가 벌어진 것에 대해 신경 쓰는 사람들이 많은데, 대문니가 벌어진 경우에는 반드시 교정이 필요한 것은 아니다.

초등학교에 들어갈 무렵 앞니가 벌어지는 것은 자연스러운 현상이다. 대개 둘째 앞니가 양쪽으로 나오면서 벌어진 대문니를 모아주어 저절로 교정이 된다. 물론 둘째 앞니가 다 나왔는데도 계속 벌어져 있다면 교정을 받는 것이 좋다.

🩺 사랑니가 아플 때 치과에 가지 않아도 된다?

많은 사람들이 일단 통증을 가라앉힌 뒤 치과에 가야 한다고 생각한다. 그러나 이는 잘못된 생각으로, 오히려 치과에 가서 소염 진통제 처방 등 적절한 치료를 받는 것이 좋다.

＊ 사랑니가 아플 때 ＊

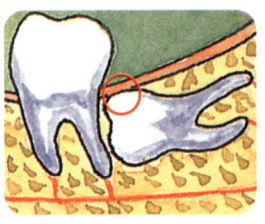 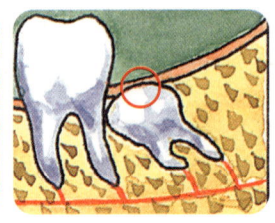 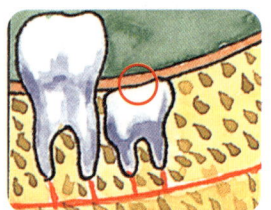

수평으로 숨어 있는 사랑니   각도를 가지고 숨어 있는 사랑니   수직으로 숨어 있는 사랑니

임플란트를 하면 골수염이나 암이 생긴다?

임플란트 재료는 인체 친밀도 또는 적합성이 인정된 티타늄이기 때문에 종류를 막론하고 이러한 문제는 생길 수 없다. 다만 부적절한 시술과 환자의 관리 소홀 등에 의한 실패는 있을 수 있으나 이것 또한 재시술로 바로잡을 수 있다.

그 외에 치약에 관해 보편적으로 잘못 알려진 상식들이 있다. 대표적인 것으로는 치약을 일종의 약으로 보는 경향이다. 한마디로 치약은 약이 아니라 구강 세정용 비누 정도로 여기는 것이 옳다. 게다가 이를 닦는 데는 치약보다 칫솔이 훨씬 중요하다.

또한 비싼 치약이라고 반드시 좋은 것은 아니다. 치약을 고를 때 가장 신경 써야 할 점은 마모도이다. 치태가 잘 끼거나 담배를 많이 피우는 사람은 마모도가 높은 치약을 사용하고, 이가 시리거나 하루 세 번 이상 칫솔질을 하는 사람은 마모도가 낮은 치약을 사용하는 것이 바람직하다.

Doctor's clinic

좋은 칫솔과 올바른 칫솔질

🪥 좋은 칫솔의 조건
· 구강 내의 모든 부위에 칫솔이 도달한다.
· 칫솔의 넓이는 이를 두세 개 가릴 만해야 한다.
· 손잡이가 곧다.
· 자연 모나 나일론 모나 상관없다.

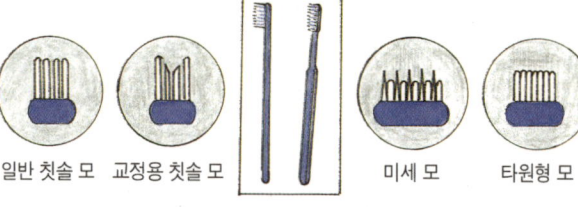

🍘 **바른 칫솔질 요령**

· 칫솔보다 칫솔질 방법이 더 중요하다.
· 모든 치면을 철저히 닦는 것이 중요하다.
· 양치질은 매끼 식후에 실시한다.
· 치아의 결에 따라 위아래 방향으로 닦는다.
· 전동 칫솔은 치면 세균막을 효과적으로 제거한다.

일반 칫솔 모　교정용 칫솔 모　　　　미세 모　　타원형 모

교정용 칫솔 모

2. 질병이 있을 때의 치아 관리

건강한 치아를 유지하기 위한 방법에는 여러 가지가 있다. 그 가운데도 가장 널리 알려진 방법으로는, 식사 후에 꼭 이를 닦는 습관을 기르는 것이 있다. 최소한 입안을 헹구어 주어야 치과 질환을 미리 막을 수 있다.

🩺 만성 질환자의 치아 관리

물에 불소를 타서 마신다거나 정기적으로 스케일링을 받는 것도 치아를 건강하게 하는 방법 가운데 하나다. 그러나 모든 사람들에게 이 방법이 적용되는 것은 아니다. 일반적으로 이 정도의 관리면

충치와 치주염 등 구강 질환을 충분히 예방할 수 있으나, 특별히 치아 건강에 신경 써야 할 사람도 있다. 특히 만성 질환자는 몸 상태 때문에 구강 질환이 생기기 쉽다.

더욱이 만성 질환자의 경우 치과 진료를 잘못 받으면 심각한 상황이 발생할 수도 있다는 점을 고려한다면 차별화된 관리가 따라야 할 것이다.

• 당뇨병 환자

혈당의 변화가 입 안에 영향을 미쳐 입 안이 바싹바싹 마르고 화끈거리기 쉽다. 입 냄새도 심해진다. 환자는 가능하면 식사 횟수를 줄이고 하루에 최소 3번 이상 칫솔질을 하는 것은 물론, 식사 후 3분 안에 5분가량 양치질을 해야 한다.

모가 부드러운 칫솔로 치아 안팎과 혀와 입 안을 꼼꼼히 닦는다. 입 안이 마르고 냄새가 나면 효소 치약을, 충치나 치주염으로 이가 시리면 시린 증세를 완화시키는 치약을 사용하는 것이 좋다.

후끈거리거나 통증이 있으면 자극적인 음식과 치약을 피한다. 불소를 바르거나 수시로 입에 물을 머금는 것도 좋다. 치과 진료를 받으면 스트레스로 혈당치가 높아지므로 미리 인슐린 등 당뇨병 약을 먹고 치료를 받는것이 좋다.

• 고혈압 환자

고혈압이 중증일 경우는 진료를 받는 도중 심근경색이나 뇌졸중 등으로 치명적 상태에 빠질 수도 있다. 따라서 고혈압의 병력을 가진 환자는 반드시 치과 의사에게 자신의 병력을 알려야 한다. 또 진료 뒤 누운 자세에서 곧바로 일어나지 말고 의자에서 내려올 때 부축을 받도록 한다.

• 만성 신장 질환자

치아의 세균 덩어리나 치석이 일반인에 비해 많지만 침이 알칼리성이어서 충치가 적은 것이 특색이다. 신장 이식으로 병이 나으면 침은 산성으로 돌아온다.

이때 세균 덩어리나 치석이 여전히 많기 때문에 치아 관리를 제대로 하지 않으면 충치가 생기기 쉽다. 이런 부작용을 예방하기 위해서라도 스케일링을 받는 것이 좋다.

• 간 질환자

간염을 앓거나 다른 간 질환을 앓는 환자는 다른 사람에게 병을 전염시킬 수 있으므로 치과의사에게 자신의 병을 명확히 밝혀야 한다. 치과에는 다양한 지혈제가 있지만 간 기능에 따라 출혈이 멈추지 않기도 하므로 진료 전 반드시 내과 전문의와 상담을 해야 한다.

🏥 장애아의 치아 관리

장애아의 경우는 치아 관리에 특히 세심한 주의를 기울여야 한다. 장애아는 식사의 잘못된 습관뿐만 아니라 칫솔질이나 구강 건강에 대해 무관심할 때가 많기 때문이다. 그러한 행동이 일상화되면 무신경으로 인한 구강 질환에 시달리기 쉽다.

또한 선천적 장애아는 늦게까지 우유를 먹음으로 인해 치아가 약해질 위험이 있으며, 부모가 아이의 불만을 달래려 단 음식을 주는 것도 치아엔 독이 된다.

몸이 정상이 아니라고 각별한 애정을 갖고 대하기보다는 아주 작은 일상생활에서 따뜻하게 보살피며 길들여 가는 것이 아이들의 건강에 더 이롭다는 것을 알아야 한다.

• 시각 장애

칫솔질에 대한 거부감이 심하면 손가락으로 자신의 입 안을 만지게 한 뒤 치약을 묻히지 않은 칫솔로 서서히 칫솔질에 적응시킨다.

• 청각 장애

이를 가는 버릇이 있으면 치아가 마모되고 턱 관절에 이상이 생길 수 있다. 초기에 입 안에 끼는 장치를 사용해서 버릇을 없앤다. 식사 후 칫솔질은 물론 가글링하는 습관을 갖게 한다. 정기적인 스케일링도 빼놓아서는 안 된다.

• 뇌성마비

대부분 젖니에 충치가 생기고 이 때문에 영구치도 삐뚤게 나고 턱 발달에 지장이 생긴다. 유아 때 세심한 칫솔질과 불소 사용, 홈 메우기 등으로 예방할 수 있다.

근육이 비정상적으로 움직여 약한 치아가 깨지거나 부러지는 것을 예방하기 위해서는 치아를 완전히 씌우는 치료를 반도록 한다.

• 정신지체와 발달 장애

치과 치료에 대한 거부감이 심하므로 어릴 때부터 예방 치료를 받기 위해 치과를 방문하는 것이 바람직하다.

> **장애아를 위한 올바른 치아 관리법**
>
> 신체적 · 정신적으로 허용되는 범위 내에서 스스로 구강 관리를 할 수 있게 격려하고 도와주어야 한다. 칫솔을 잡기 불편해한다면 손잡이 모양을 변형해 사용하게 한다. 전동 칫솔을 이용하는 것도 한 방법이다.

3. 어린 시절 양치질이 중요한 이유

치아는 인체에서 유일하게 두 번 태어난다. 젖니와 영구치가 바로 그것이다. 젖니는 생후 6개월부터 아래 앞니가 나기 시작해 만 두세 살이 되면 20개가 모두 난다. 젖니는 치아 표면 법랑질이 약해 충치에 매우 약하다. 충치가 생겨 이가 아프면 아이들은 먹기 좋은 음식만 찾게 돼 편식을 하게 된다.

이 닦는 습관을 철저히 길러 주고, 캐러멜처럼 치아에 달라붙는 간식이나 탄산음료를 마신 뒤에는 물로 입을 헹구게 해야 한다.

🩺 12세를 전후해서 28개의 영구치 모두 나와

6세가 되면 젖니가 빠지면서 영구치가 나오기 시작해 12세까지 28개의 영구치가 모두 나온다. 영구치가 비뚤게 나오면 위, 아랫니가 잘 맞지 않는 부정 교합이 생긴다.

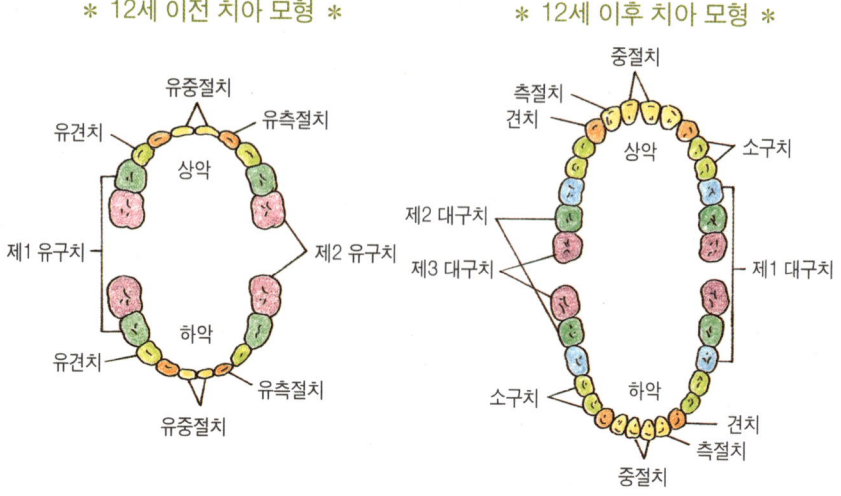

* 12세 이전 치아 모형 * * 12세 이후 치아 모형 *

영구치가 나기 시작할 때 치과 검진을 받아 이가 날 자리를 조절해야 부정 교합을 막을 수 있다. 또한 손가락을 빨거나, 혀를 깨무는 버릇, 입으로 숨 쉬는 버릇은 치열을 나쁘게 할 수 있다.

사랑니는 영구치가 완성된 후 18세쯤에 나오는데, 사랑을 처음 느낄 나이에 나온다고 해서 붙여진 이름이다. 턱뼈가 다 자란 다음에 가장 뒤쪽에서 나오기 때문에 자리가 부족하면 사랑니가 비뚤게 날 수 있다.

잇몸이 계속 아프고 뺨이 붓는 경우에는 빼줘야 한다.

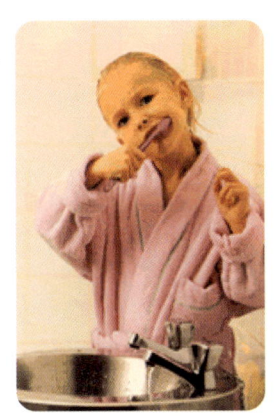

🩺 20, 30대에는 치과 질환 거의 없어

대체적으로 2, 30대엔 충치가 잘 생기지 않고, 잇몸 질환이 있다 하더라도 치아를 받치고 있는 잇몸 뼈가 아직 튼튼해 증상이 거의 나타나지 않는다.

결과적으로 인생에서 치아가 왕성한 힘을 자랑할 시기가 바로 이때라고 할 수 있다.

그러나 40세가 지나면서 치아의 노화가 시작된다. 잇몸 뼈가 내려앉아 치아의 뿌리가 노출돼 치아가 흔들리고 시리게 된다. 또 치아의 표면에 쌓인 플라크 속의 세균과 독소들이 잇몸에 염증을 일으키고 치아가 박혀 있는 치조골 등을 파괴시킨다.

따라서 이러한 염려를 사전에 차단하기 위해서는 6개월마다 스케일링을 하고 자기 전에 칫솔로 잇몸 마사지를 하는 것이 필요하다.

살아가면서 치아의 중요성을 인식할 때쯤이면 종종 '치아가 다시 한 번 나오면 좋을 텐데……'라는 생각을 하게 된다. 물론 논리적으로는 타당하지 않으나, 그만큼 치아 건강의 필요성이 크기 때문일 것이다.

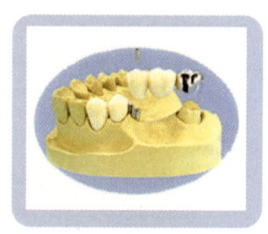

오늘날 그런 바람은 결코 허황한 것이라고만은 할 수 없게 되었다. 정상 치아의 재생성은 불가능하겠지만, 그 대안이 있기 때문이다.

그것은 바로 제3의 치아로 불리는 임플란트로, 골프채 헤드로 쓰이는 티타늄으로 만든 임플란트를 나사 끼우듯 뼈에 박고 인공 치아를 씌우는 장치를 의미한다.

현재 보편화되어 가는 임플란트는 건강한 치아를 유지하기 위한 대안으로 활용 가치가 매우 높다고 할 수 있다.

🩺 청량음료, 어린이 충치 유발 요인

오래 전부터 청량음료가 치아에 미치는 영향에 대한 논란이 이어져 왔다. 치아가 약해진다거나 치아의 변색을 가져온다는 등 이런저런 말들이 많았던 것이 사실이다. 그런 가운데 소비자들은 혼란을 일으켰던 것이 사실인데, 콜라와 사이다 등 어린이들이 즐겨 마시는 청량음료 대부분이 강산성(强酸性) 음료로 충치를 유발할 가능성이 높은 것으로 나타났다.

이와 같은 결과는 국회 보건복지위원회 식품의약품 안전청 국정감사에서 드러난 내용을 살펴보면 '시중에 유통 중인 대부분 청량음료의 산도(酸度·pH)가 평균 3.5로 산성이 강해 치아를 부식시킬 수 있다'는 것이다. 식약청 국감 자료에 따르면 콜라의 평균 산도는 2.5, 사이다는 2.9, 착향 탄산음료는 2.7, 어린이 음료는 3.3, 스포츠 음료는 3.0이었다〈표〉.

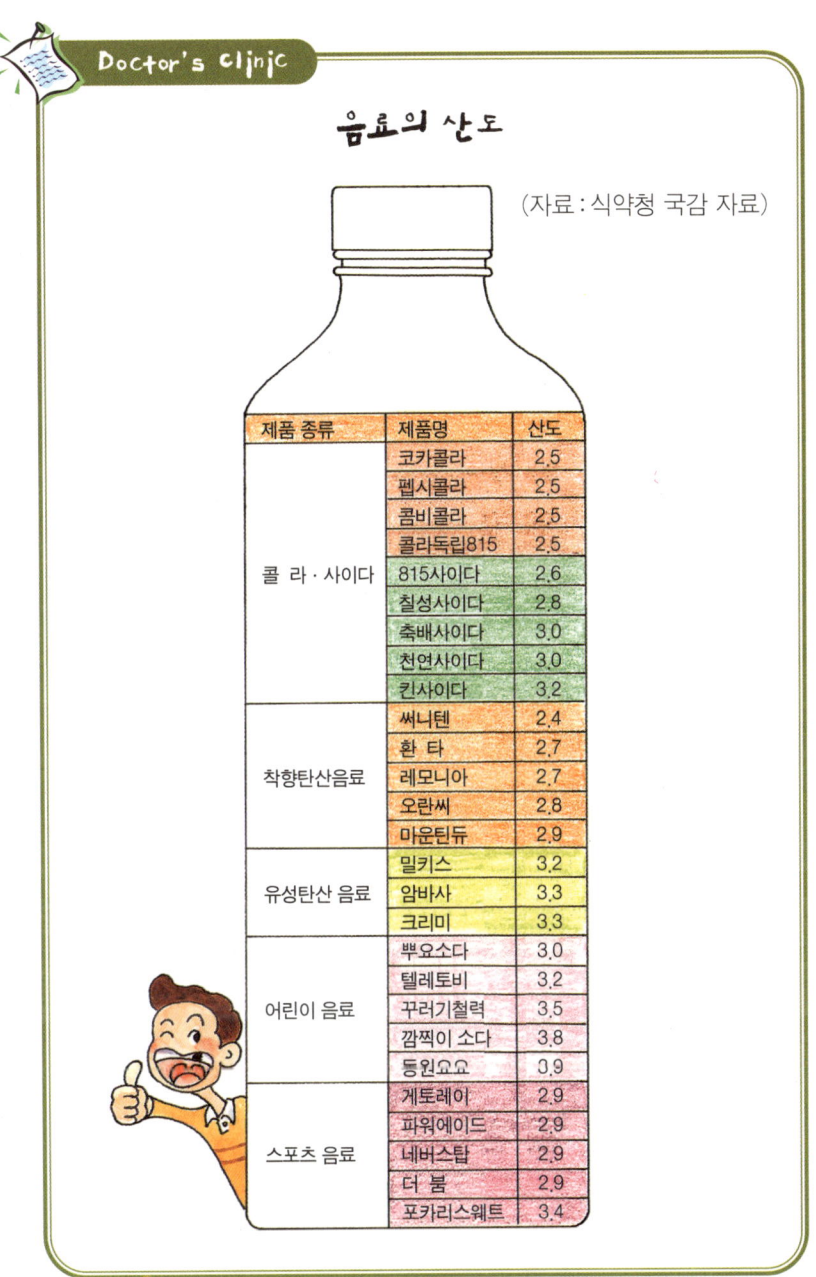

Doctor's Clinic

음료의 산도

(자료 : 식약청 국감 자료)

제품 종류	제품명	산도
콜 라 · 사이다	코카콜라	2.5
	펩시콜라	2.5
	콤비콜라	2.5
	콜라독립815	2.5
	815사이다	2.6
	칠성사이다	2.8
	축배사이다	3.0
	천연사이다	3.0
	킨사이다	3.2
착향탄산음료	써니텐	2.4
	환 타	2.7
	레모니아	2.7
	오란씨	2.8
	마운틴듀	2.9
유성탄산 음료	밀키스	3.2
	암바사	3.3
	크리미	3.3
어린이 음료	뿌요소다	3.0
	텔레토비	3.2
	꾸러기철력	3.5
	깜찍이 소다	3.8
	등원요요	0.9
스포츠 음료	게토레이	2.9
	파워에이드	2.9
	네버스탑	2.9
	더 붐	2.9
	포카리스웨트	3.4

이들 산성 음료를 자주 마시면 구강 내 산도가 20~30분 동안 강산성이 되며, 그동안 치아가 부식될 수 있다는 것이 치의학계의 일반적인 견해이기도 하다.

구체적으로 말하면, 치아 우식증(충치)은 구강 내 산도가 강할수록 잘 발생한다. 강산성이 치아를 보호하는 치표면의 법랑질(에나멜)을 부식시키기 때문이다.

설탕 등 당분이 충치를 일으키는 것도 당분이 분해되면서 산성 물질이 나와 구강 내 산도가 강해지기 때문이다. 또한 구강 내 산도가 5이하로 떨어지면 법랑질 속의 칼슘이 빠져 나와 충치가 발생할 위험이 높아진다.

따라서 충치 발병률을 줄이기 위해서라면 다음과 같은 습관을 길들이는 것이 좋다.

- 산성이 강한 음료를 1시간에 2회 이상 마시지 말아야 한다.
- 5분 이상 음료를 입에 머금고 다녀서는 안 된다.
- 빨대 등을 이용해 오래 마시지 말아야 한다.
- 자기 전 음료를 마시는 경우에는 충치 발생 위험성이 매우 높기 때문에 피해야 한다.

평소 침이 구강 내 산성에 대해 완충 작용을 하지만 지나치게 자주 마시거나 오래 마시면 침의 완충 작용이 떨어지고, 수면 중에는 침의 분비가 현저히 줄기 때문이다.

특히 영구치가 자라 나오는 6~8세 시기는 법랑질 자체도 완벽하지 않아 청량음료의 강한 산성에 크게 영향을 받을 수 있으므로 주의해야 한다.

4. 잘못된 치과 상식

평소에는 잘 모르고 지내다가 일단 치통이 생기면 고통스러워 그
때서야 건강한 이의 고마움을 깨닫게 되곤 한다. 여기서평소 잘못
알고 있는 대표적인 치과 상식에 대해 알아보자.

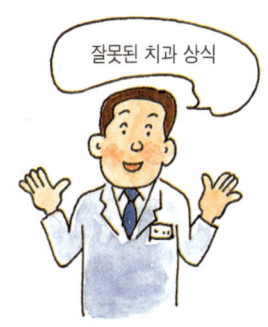

잘못된 치과 상식

🧪 이가 없으면 잇몸으로 산다?

우리 신체 중에서 중요하지 않은 것은 아무 것도 없다. 치아는
우리 몸의 가장 기초가 되는 에너지원을 공급하는 기능을 한다. 치
아가 없으면 과연 음식물을 씹을 수 있을까? 이는 전적으로 잘못된
속담이다.

한편, 구강 청정제나 방향성 치약으로 입 냄새를 없앨 수 있다.
입 냄새의 원인은 여러 가지다. 구강 청정제 등을 사용해 일시적으
로 입 냄새를 없앨 수 있으나 약재의 효과가 떨어지면 또 입 냄새
가 난다.

미국의 한 병원이 조사한 바에 따르면 빈번한 구강 청정제의 사
용이 구강암 발생의 한 원인이 될 수 있다고 한다.

🧪 칫솔질은 하루에 세 번만 하면 된다?

칫솔질은 음식물을 먹은 후에 치아에 붙어 있는 음식물 찌꺼기를
닦아내는 것이다.

그러므로 무슨 음식을 먹었든 그 후에는 칫솔질을 하는 것이 바

람직하다.

　아예 휴대용 칫솔을 갖고 다니면서 생각날 때마다 칫솔질을 해주는 것도 건강한 치아를 위하는 방법이라고 할 수 있다.

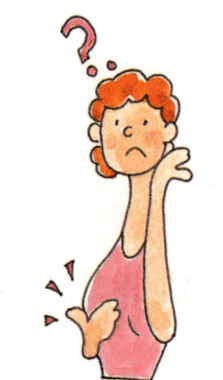

지금까지 잘못 알고 있던 치과 상식

머리가 큰 칫솔이 좋다?

　사람들의 심리는 가급적 큰 것을 선호하는 경향이 있다. 더욱이 머리가 큰 칫솔이 잘 닦일 것 같다며 칫솔을 고를 때 머리가 큰 것을 구입하는 경우가 적지 않다. 그러나 이것은 잘못된 인식이다.

　치아 사이와 치아 구석구석을 잘 닦기 위해서는 머리가 작은 칫솔이 더 좋다.

선천적으로 치아가 약한 사람이 있다?

　흔히 치아는 유전이라고 하나, 반드시 그런 것만은 아니다. 누런 니가 튼튼하다는 말이 있긴 하지만, 어떠한 이가 선천적으로 약하고 튼튼한가에 대해 알려진 바는 없다.

　또한, 치아 색과 치아의 건강과도 관계가 없으며, 요즘에는 치아를 희게 하는 치아 미색술이 각광을 받고 있다.

스케일링은 안 하는 것이 좋다?

　스케일링은 치아에 붙어 있는 치태 및 치석을 제거하는 치료로써 치아에는 전혀 손상을 주지 않는다.

　스케일링을 한 후 이가 시린 것은 두껍게 붙어 있던 치석 때문에 존재했던 잇몸 염증이 가라앉으면서 부어 있던 잇몸이 수축되어 치아 뿌리가 노출되기 때문으로 시간이 지나면 회복된다.

5. 올바른 양치법이 치아 관리의 지름길

치아의 중요성은 아무리 강조해도 지나치지 않는다. 예로부터 건강한 치아를 오복(五福) 중의 하나에 포함시켜 그 중요성을 강조한 것만 보아도 그렇다.

또한 현대에 이르러 건강한 치아는 웰빙족을 가늠하는 척도가 되고 있다. 이는 건강한 치아가 인생을 살아가는 데 있어서 얼마나 많은 비중을 차지하고 있는지를 알게 해주는 대목이라고 할 수 있다.

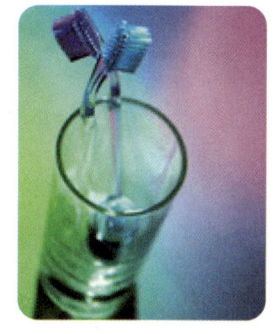

올바른 양치질이 치아 관리의 기본이다.

건강한 치아를 갖기 위해 가장 중요한 것은 올바른 양치법이다. 아무리 좋은 치아를 갖고 있다고 해도 관리가 잘못되면 허사가 되고 말기 때문이다.

부모들은 자녀들에게 '3 · 3 · 3'의 양치 법을 알려주면서 하루에 3번, 3분 정도의 양치질을 하라고 교육을 시킨다. 이 방법이 잘못된 것은 아니지만 근래에 와서 새로운 양치법, 즉 치아 모양과 잇몸 상태에 따라 칫솔질과 양치 시간을 달리하는 칫솔질은 치아는 물론, 구강 건강을 챙기는 데 도움을 주고 있다.

양치를 하루 두 번만 하더라도 잠자리에 들기 전에는 5~10분 정도 하는 것이 좋다. 또 잇몸과 치아의 경계 부위, 입천장, 볼 안쪽, 혀와 혀 밑까지 꼼꼼하세 양치하는 습관이 중요하다.

또한 자신의 치아와 잇몸 상태에 따라 특화된 칫솔을 고르고 칫솔질도 달리해야 효과적이다.

특히 20세 이상 성인의 50% 이상이 잇몸 질환을 갖고 있는 만큼 잇몸 마시지도 병행하는 것이 좋다.

⚕ 치아 특징에 따른 양치법

• 덧니가 있을 경우

치아 사이를 세심하게 양치해야 플라크의 축적을 막을 수 있다. 그리고 올바른 양치법은 칫솔 모의 끝을 잇몸의 가까운 방향으로 두고 칫솔의 측면으로 치아와 잇몸을 누르면서 치아의 끝 부분으로 돌려 닦는 회전법이 적당하다. 칫솔은 칫솔 모의 길이와 방향이 다양한 제품이 좋다.

✱ 덧니가 있을 때의 양치법 ✱

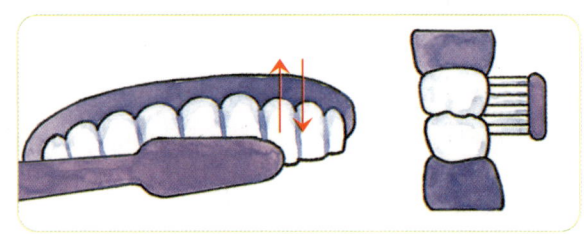

• 잇몸이 약할 경우

치아 표면뿐만 아니라 잇몸 선에 있는 플라크까지 제거해야 한다. 양치질은 회전법과 치아와 잇몸의 경계선에 45도 각도로 칫솔을 비스듬하게 세워 1mm 정도의 짧은 떨림과 같은 방식으로 톡톡 두드리듯 마사지하는 바스법을 함께 사용하는 것이 좋다.

✱ 잇몸이 약할 때의 양치법 ✱

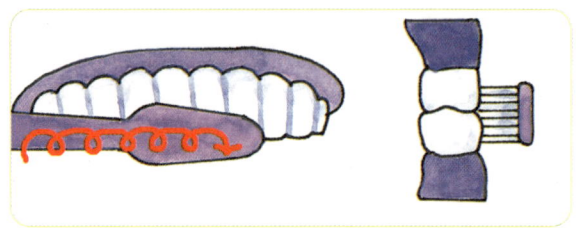

잇몸 마사지 기능을 갖고 있는 제품이 시중에 많이 나와 있으며, 칫솔 모 가장자리의 기능 모가 양치할 때 잇몸을 부드럽게 자극함으로써 효과를 볼 수 있다.

• 유치가 빠진 어린이의 경우

어른용 칫솔로 양치할 경우 큰 칫솔 모가 잇몸을 긁어 자극을 주게 된다. 이 경우 길고 짧은 칫솔 모가 섞여 있고 칫솔머리가 가늘어 어금니 구석구석까지 들어갈 수 있는 칫솔이 필요하다.

5~7세용, 8~10세용 등 어린이의 치열과 성장 단계에 맞춰 설계된 칫솔들이 시중에 많이 나와 있으므로 선택할 때 참고하도록 한다.

6. 치아는 멀쩡한데 통증이 있다면

특별히 치아에 이상이 없는데도 원인 모를 통증을 느낄 때가 있다. 그러나 병이란 반드시 원인 인자가 있게 마련이고, 치아에 통증이 계속된다면 어딘가에 이상이 있다는 것을 알려주는 신호라고 할 수 있다.

🩺 비치성 치통을 의심하라

한 치과대학의 임상 보고에 따르면, 전체 치통 환자의 5%는 치아에는 이상이 없는데 치아가 아픈 비치성(非齒性) 치통을 앓고 있으며, 통증이 심한 경우 멀쩡한 치아를 뽑는 치료를 받는 것으로 보고되고 있다. 비치성 치통의 원인은 근막 통증, 잘못된 습관, 상악 동염, 타석증, 구강 종양 등 다양하다.

근막 통증이란 얼굴 근육이 뭉치거나 염증 등의 이유로 통증이 생기는 경우를 말한다. 예를 들어 뺨에서 음식을 씹는 역할을 하는 근육이 뭉친 경우 어금니 쪽으로 연관통이 발생한다. 이 경우 어금니보다 근막 통증을 해결하는 것이 치통을 없애는 올바른 순서이다.

잘못된 습관이란 이를 갈거나 이를 악무는 경우다. 상악 동염은 일종의 축농증으로 얼굴뼈 X-ray 촬영으로 진단이 가능하며, 이비인후과에서 치료한다. 타석증은 턱 아래쪽 침을 분비하는 침샘의 관에 돌이 생긴 경우를 말한다. 레몬즙 등 신 음식을 먹어 침 분비를 유도할 경우 아랫니가 더욱 아프다면 타석증일 가능성이 크다.

두통도 연관통(聯關痛)일 경우가 큰데 원인은 목의 근육이 뭉쳤기 때문으로 엉뚱하게 머리가 아플 수 있다. 목의 근육과 머리 쪽 두피의 신경가닥이 서로 겹쳐 있기 때문이다.

• 연관통이란 무엇인가?

연관통이란 질병의 원인 부위와 통증을 느끼는 부위가 서로 다르게 느껴지는 통증을 말한다. 예컨대 결석의 경우 돌이 생긴 장소는 요도지만 통증은 사타구니 피부에서 발생한다.

췌장염의 경우 왼쪽 가슴의 피부가 아프다. 심근경색증의 경우 아픈 곳은 심장이지만 왼쪽 팔에 통증이 생긴다.

혓바늘이 돋았는데 턱이 아프거나, 척추 디스크가 튀어나왔는데 허벅지나 엉덩이 안쪽이 뻐근하게 아픈 것도 마찬가지다.

연관통이 생기는 이유는 통증을 뇌로 전달하는 신경가지가 일부 겹치기 때문이다. 특히 내장의 통증을 감지하는 신경가지가 피부의 통증

신경과 겹칠 경우 실제 아픈 곳은 내장이지만, 뇌는 피부가 아픈 것으로 착각할 수 있다.

연관통이 중요한 이유는 정확한 진단을 내리지 못할 경우 엉뚱한 곳을 치료하느라 시간을 낭비하여 질병을 악화시킬 수 있기 때문이다. 대표적 사례가 치아는 멀쩡한데 이가 아픈 비치성 통증이다.

7. 건강한 치아는 오복 중 하나

최근 들어 결혼 예물로 배우자의 건강 진단서를 준비하는 것이 예의로 여겨지고 있다. 여기에 치아 건강 체크도 필수로 자리잡았다.

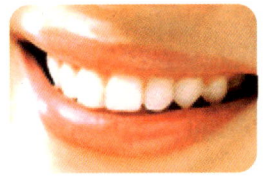

건강한 치아는 오복 중 으뜸

입에서 나는 구취를 비롯해서 충치 치료, 스케일링 등 결혼 전 치과를 들르는 일이 배우자를 위한 배려로 인식된다.

예로부터 인간에게 오복 중 하나로 중요하게 여겨지던 치아는 유치에서 영구치에 이르기까지 매우 중요한 역할을 한다. 음식물을 섭취해야만 살 수 있는 인간 생명체에서 치아는 그 첫 번째 관문이고 평생을 건강하게 보관해야 할 보물이라고 해도 지나친 말은 아니다.

치아 관리는 건강 관리와 마찬가지로 '건강할 때 시작해야 한다'라는 명제하에 올바른 치아 관리와 칫솔질, 충치 치료 등을 살펴보면 다음과 같다.

• 양치질, 한 번을 하더라도 제대로 한다.

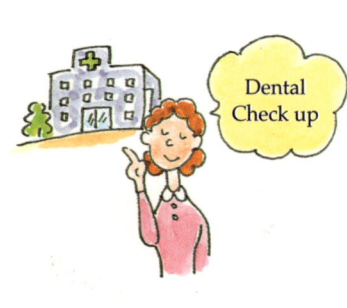

- 매일 잠들기 전에 혹은 아침이나 점심에 적어도 하루 한 번 이상은 양치질을 한다. 하지만 올바른 양치질을 제대로 익히고 행하는 사람은 많지 않다.
- 자주 한다고 소홀히 하거나 나쁜 습관으로 소중한 이를 조금씩 망치고 있기도 하다.
- 음식물을 먹은 후 이와 이 사이, 이와 잇몸 사이의 음식물 찌꺼기를 바로 제거하는 것이 가장 좋다.
- 올바른 칫솔질은 이를 수직, 수평, 회전 등 3가지 방법으로 다양하게 닦아 주는 것이 좋다.

  이 중 피해야 할 것은 칫솔을 좌우 수평으로 문질러 닦는 방법으로, 가장 쉽긴 하지만 치아 사이가 잘 닦이지 않고 치아의 옆 부분 마모가 심하므로 절대 피해야 한다.

  즉 수평으로만 문지르는 것으로 칫솔질을 처음부터 끝까지 행하면 안 된다.

  그래서 도입된 방법이 회전법인데 그 요령은 다음과 같다.

- 윗니를 닦을 때는 칫솔 모가 위로 향하게, 아랫니를 닦을 때는 칫솔 모가 아래로 향하게 한다.
- 칫솔 머리 부분을 잇몸부터 이 방향으로 회전시키면서 닦아 내린다.
- 같은 부위를 10~20번 반복해서 닦는다.
- 앞니 안쪽 부분은 칫솔을 세워서 칫솔 모가 아래쪽 잇몸을 향하게 닦는다.
- 어금니는 칫솔을 앞뒤로 움직이며 닦고, 잇몸에서 이를 향해 닦는다.

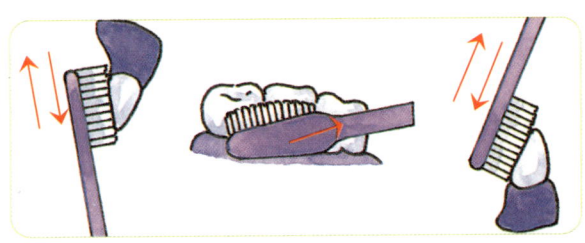

이런 요령으로 회전법에 수직법을 혼용하는 것이 이상적이다. 회전법은 수평으로 문지르는 것과 수직으로 문지르는 것이 혼합되는 효과를 준다. 여기에 이와 이 사이에 낀 음식물을 제거하는 데에는 수직으로 닦아 주는 것이 가장 효과적이다. 또 혓바닥을 박박 문지르는 것이 구취 제거와 치아 건강에 좋다.

혀는 무수히 많은 돌기로 이루어져 있는데 그 사이사이에 담배의 타르와 음식물의 각종 균과 부스러기들이 끼어 있다.

따라서 하얀 백태를 제거하는 효과도 있는 혀 닦기도 치아 건강에 매우 중요하다.

혀 뒷부분에 하얗게 낀 설태. 음식물 찌꺼기가 끼기 때문에 냄새가 많이 난다.

🦷 3분 이내의 양치질은 별 효과가 없다

이를 닦을 때 시계를 놓고 시간을 재보면 3분이란 시간이 얼마나 긴지 일 수 있을 것이다. 이리 닦고 저리 닦아도 시계의 초침이 가는 속도는 느리게 느껴진다. 귀찮더라도 3분 이상 꼼꼼하게 칫솔질을 해야 치과 질환을 예방할 수 있다.

치약은 불소 성분이 든 치약을 사용하는 것이 좋다. 지속적으로 불소 치약을 사용하면 충치 예방에 효과가 크다. 시중에 판매되고 있는 치약들은 대부분 불소가 함유되어 있지만 사기 전에 포장을 확인해야 한다. 치약 이름에 'F'가 붙은 것은 불소가 함유된 제품이고 불소 함유라는 표시를 한 제품도 있다.

칫솔을 선택할 때는 예방 치과학에서 권장하는 다음과 같은 형태를 고르는 것이 좋다.

첫째, 손잡이가 일자형으로 곧고 단단하여 휘어지지 않아야 한다. 목 부분이 많이 휘어 있거나 탄력성이 큰 것은 힘과 방향 조절이 잘 안 되기 때문이다.

둘째, 칫솔머리는 너무 크거나 작지 않은 중간 정도가 좋고 칫솔모 끝이 둥글게 처리되어 잇몸에 손상을 주지 않아야 한다.

셋째, 칫솔은 3개월마다 바꾸라고 권장하지만 특별한 기준은 없고, 칫솔 모가 벌어졌거나 변형되었으면 즉시 바꾸는 것이 좋다.

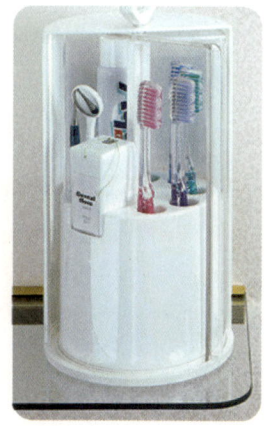
칫솔을 선택할 때는 예방 치과학에서 권장하는 형태를 고른다.

🩺 건강한 치아는 스케일링부터 시작된다

스케일링은 치아에 붙어 있는 플라크 및 치석을 제거하는 치료로 치아에는 전혀 손상을 주지 않는다. 스케일링을 한 후에 이가 시린 것은 두껍게 붙어 있는 치석을 다 떼어내면 치석 때문에 존재했던 잇몸 염증이 가라앉으면서 부어 있던 잇몸이 수축되어 치아뿌리가 노출되기 때문으로 시일이 지나면 회복된다.

치석은 음식물 찌꺼기와 세균이 결합되어 생성되는 해로운 물질로 제거하지 않으면 치아 및 잇몸에 독성 물질로 인한 자극을 줘 염증을 일으킨다. 또한 계속 치아 뿌리 방향으로 파고들면서 치아를 받치고 있던 잇몸뼈가 녹아 없어져 치아가 흔들리게 되고, 결국에는 치아가 빠지는 경우도 생긴다. 이러한 것을 예방하는 것이 스케일링이다.

그런데 스케일링을 받고 난 뒤에는 치석이 조금만 끼어도 많이 낀 것처럼 느끼게 되므로 한 번 하면 자꾸 해야 한다고 알고 있는 경우가 많은데 이는 잘못된 상식이다. 스케일링을 하든 안 하든 간에 치석은 우리가 음식물을 먹게 되면 치아에 끼게 되므로 스케일링을 함으로써 치석이 더 잘끼는 것은 아니다.

🏺 스케일링은 최소화하고 칫솔질을 습관화한다

평생에 스케일링을 한두 번 하는 사람은 치아에 붙어 있는 치석을 모두 떼어 내야 하기 때문에 아플 수도 있다. 왜냐하면 오래된 치석은 잘 떨어지지 않기 때문이다.

그러나 정기적으로 스케일링을 하는 사람은 시간도 얼마 걸리지 않을 뿐만 아니라 아프지도 않고 스케일링을 하고 난 후 찬물 때문에 시리지도 않는다.

그러나 무엇보다 칫솔질을 올바르게 하면서 자신의 노력으로 치아를 관리하는 것이 중요하며, 스케일링에만 의지하기보다는 평상시 치아 관리에 신경을 쓰는 것이 좋다.

스케일링이란 단순히 치아에 붙어 있는 치석을 떼어 내는 치료술이라는 것을 잊지 말도록 히지. 치석을 떼어 내면 치석이 있는 자리가 공간으로 남게 되며, 또한 치석으로 인해 부어 있던 잇몸이 가라앉으면서 치아 사이가 벌어진 것처럼 생각되는 것이다.

그러나 이런 증상은 보통 치석이 매우 많은 경우에 일어나는 것이고, 정기적으로 스케일링을 하는 사람에게서는 치료 전후에 아무런 변화가 없다.

　한편 이쑤시개를 사용하는 경우 잇몸에 자극이 많이 될 뿐 아니라 치아와 치아 사이의 간격을 넓혀 음식물을 더 끼게 하기 때문에 치실을 사용하는 것이 좋다.

Chapter 3

잇몸병의 종류와 치료법

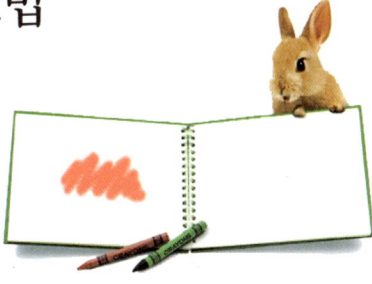

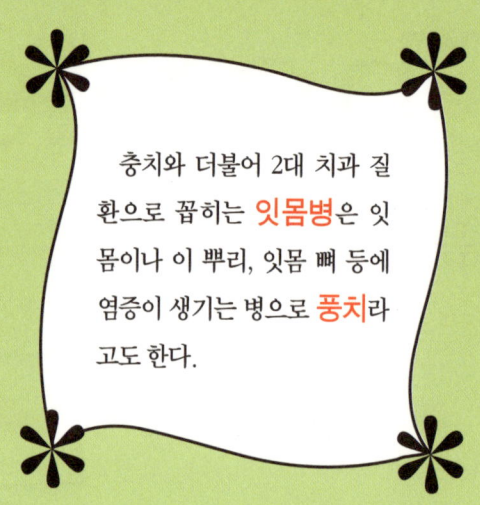

충치와 더불어 2대 치과 질환으로 꼽히는 **잇몸병**은 잇몸이나 이 뿌리, 잇몸 뼈 등에 염증이 생기는 병으로 **풍치**라고도 한다.

1. 잇몸병 심하면 치아 잃을 수도

🦷 플라크 방치하면 치은염 부른다

잇몸병은 치태, 즉 플라크에서 비롯된다. 입 속에 있는 세균과 세균이 배출한 물질 등으로 이뤄진 플라크는 처음에 치아 표면에 거의 보이지 않을 정도의 얇은 막처럼 생긴다.

이렇게 치아 표면에 생긴 플라크는 칫솔질 등으로 제거되지만 치아와 잇몸 사이, 치아와 치아 사이에 달라붙으면 잘 제거되지 않는다.

이 세균 덩어리에서 독소가 분비되어 잇몸에 염증을 일으키게 되는데, 이를 치은염이라고 한다.

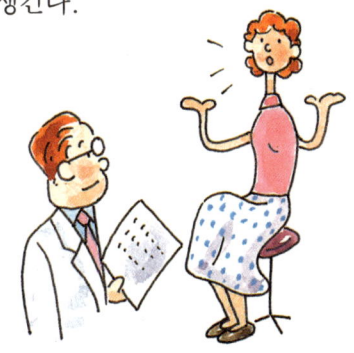

잇몸병은 환자 자신도 모르게 서서히 발생하는 만성 질환이다.

제거되지 않은 플라크는 며칠 내에 딱딱하게 굳어져 치석으로 바뀐다. 치석은 백색, 백황색 등의 색깔을 띠며, 칫솔질로 제거되지 않으므로 반드시 치과에서 제거해야 한다.

플라크를 방치하면 염증이 점점 깊어져 이 뿌리(치근)와 이를 감싸고 있는 치조골까지 파괴함으로써 냄새가 나고 치아가 흔들리게 된다. 이를 치주염이라고 한다.

어떤 사람들은 플라크나 치석이 많아도 잇몸병에 잘 걸리지 않는 반면, 치석의 양이 적어도 치주 질환에 잘 걸리는 사람도 있다. 사람마다 저항력이 다르고, 저항력이 같은 사람이라고 하더라도 당뇨병 등 질병이나, 임신 등의 영향으로 저항력이 변하기도 한다.

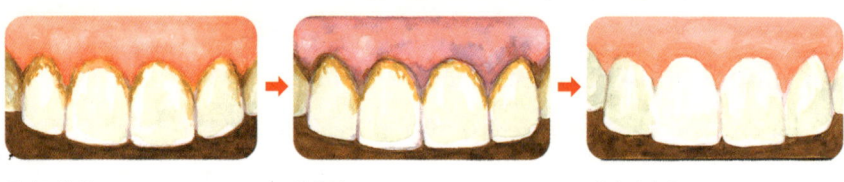

＊ 플라크 형성 및 치석 제거 ＊

플라크 형성　　　　　　치은염　　　　　　치석 제거 후

🦷 스케일링으로 치석을 제거하는 것이 예방책

초기 단계의 잇몸병은 스케일링이라는 치석 제거술로 대부분 치료가 된다. 그러나 상태가 심해 치석 제거술로 치료가 어려울 때는 마취 주사를 맞고 이 뿌리까지 파고든 치석을 제거하는 치근 활택술(root planning)을 쓴다.

스케일링이나 치근 활택술을 받고 나면 깨끗해진 잇몸의 염증이 사라지고 치아 표면에 건강한 잇몸 조직이 살아난다. 뿐만 아니라 약간 흔들리던 치아도 단단하게 고정되는데, 이를 잇몸 치료라고 한다.

잇몸병이 아주 심하면 잇몸을 절개한 후 안을 들여다보면서 치석과 염증을 제거하는 치은 박리 소파술을 쓰기도 한다.

치주 질환이나 잘못된 칫솔질로 잇몸이 퇴축되어 치아가 시리거나 흔들릴 경우 입천장 등의 피부를 떼어 이식하는 치은 이식술을 시술한다. 치은 이식술을 하면 겉보기에는 잇몸처럼 보이지만 치아 지탱 등의 기능은 원래 잇몸의 70% 정도에 그친다.

염증이 심해 이 뿌리나 치조골이 파괴된 경우에는 손상 부위에 인공뼈나 자신의 뼈를 심어 뼈를 재생하는 치조골 재생술도 사용할 수 있다.

🦷 치주 질환 심하면 임플란트 이식 받아야

'칫솔질을 할 때 잇몸에서 피가 난다', '붓거나 통증이 있다', '입 냄새가 심하고, 입맛이 둔해진다' 등 이런 증상들이 있다면 잇몸병(치주 질환)의 초기 상태임을 의심할 수 있다.

우리나라 성인의 절반 이상이 이에 해당한다는 통계가 말해 주듯 우리 주변에서 아주 흔한 질병이다.

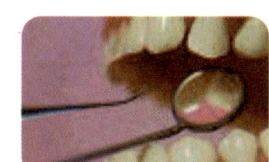

치주 질환 심하면 임플란트 이식 받아야

그러나 결코 소홀히 다루어서는 안 되며, 초기 증상이 나타나기 전에 치료를 받아야 다른 후유증이 없다. 치주 질환은 충치와 더불어 구강 내 발생하는 2대 질환이다.

20대 후반부터 발병하기 시작해 60대의 90% 이상이 각종 치주 질환을 앓는다. 하지만 잇몸의 상태가 최악에 이를 때까지 치주염의 증상들을 방치하는 사람들이 많은 것이 문제다.

잇몸에 염증이 진행되면 치아를 지탱하는 치조골이 녹아내려 치아를 영영 잃을 수밖에 없다.

초기에는 치석을 제거하고, 칫솔질을 제대로 하는 것만으로도 충분히 치주 질환을 치료할 수 있다. 그러나 잇몸 전체에 고름이 나와 치아가 빠질 정도로 중증일 때는 치아를 빼고 틀니를 하거나 임플란트를 이식하는 것이 최선이다.

2. 치주 질환의 원인 및 치료

🦷 치주 질환의 원인

치주 질환의 직접적인 원인은 바로 세균이다. 음식물 찌꺼기가 장시간 입 안에 머물게 되면 치태나 치석이 형성된다.

치태나 치석은 엄청난 양의 세균을 증식함으로써 치주 조직에 염증을 일으킨다.

염증이 진행됨에 따라 치아를 감싸고 있는 뼈(치조골)가 점점 녹아 치아가 흔들리고, 결국엔 전부 빠져버릴 수 있다.

치주 질환의 증상

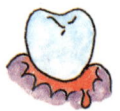
• 잇몸이 아프고 이를 닦을 때 잇몸에서 피가 난다.

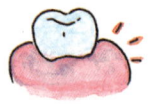
• 잇몸이 자주 붓는다.

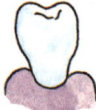
• 잇몸이 내려앉아 치아가 길어 보인다.

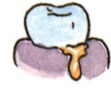
• 잇몸에서 고름이 나온다.

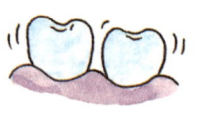
• 치아가 움직이고 틈이 보인다(이가 들뜬 느낌이다).

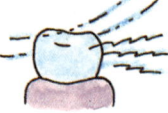
• 충치가 없는데도 찬 음식을 먹으면 이가 시리다.

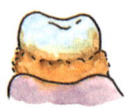
• 치석이 많아 보인다.

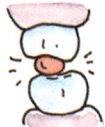
• 딱딱한 음식을 씹기 힘들다.

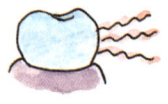
• 입 안에서 냄새가 나고 입맛이 없다.

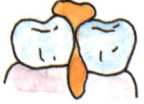
• 이 사이에 음식물이 자주 낀다.

특히 치주 질환을 일으키는 데는 음식물 찌꺼기가 주범이다. 유전적인 원인이나 호르몬, 약물 복용, 임신, 맞지 않는 보철물, 흡연 등이 유발 요인으로 작용하기도 한다.

흡연은 산소와 영양분을 잇몸 조직에 전달하는 것을 방해해 치아에 치명적인 영향을 미친다.

연구 결과에 따르면 흡연가는 비흡연가에 비해 치주 질환에 걸릴 확률이 4배나 높은 것으로 알려졌다.

🩺 건강한 잇몸을 위해서는

건강한 잇몸의 색깔은 밝은 핑크색을 띤다. 잇몸을 감싸는 치조골은 건강한 잇몸에 단단히 싸여 있다. 잇몸 표면이 딱딱하며 감귤 껍질 같은 질감이라서 외상을 입지 않는 한 쉽게 피가 나지 않는다.

그런데 잇몸 근처 이 뿌리에 치태가 고여 치석이 생기면 염증이 쉽게 생긴다.

잇몸에 염증이 생기면 잇몸이 빨갛게 붓게 되는데, 이때는 증상을 자각하는 것이 제일 중요하다.

스케일링을 통해 치석을 제거하고 매일 규칙적으로 이를 닦는 것만으로도 완치가 가능하다.

일반적으로 잇몸 질환이 있거나 평소 잇몸이 약한 사람들은 칫솔질을 할 때마다 잇몸도 함께 살살 닦아 주는 것이 중요하다. 이 행위를 통해서 세균막을 제거하고 염증이 있는 잇몸을 마사지함으로써 염증을 완화시키는 효과를 얻을 수 있다. 치간 칫솔을 사용하는 것도 잇몸 질환 예방에 도움이 된다.

치주 질환의 일반적인 치료 방법

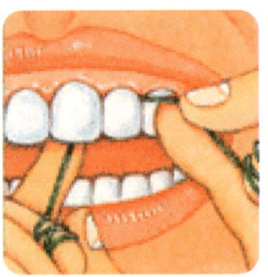

🦷 칫솔질과 치실

가정에서 가장 손쉽게 실행할 수 있는 방법이며, 일상적으로 가장 중요하다.

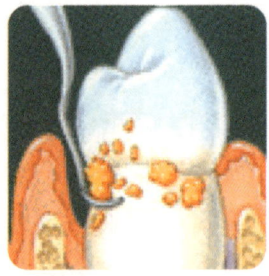

🦷 스케일링

칫솔질로 제거할 수 없는 치아 표면의 플라크 등을 전문적인 기구로 긁어 내는 치료이다.

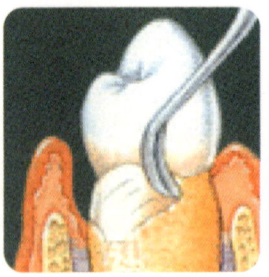

🦷 루트 플래닝

스케일링 후 치아 하단의 거친 표면을 매끄럽게 하는 치료이다.

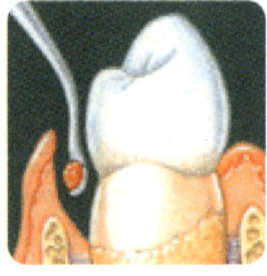

🦷 큐레티지

잇몸 내부의 감염 조직과 플라크를 제거하는 치료이다.

🦷 잇몸에 염증이 생겼다면

잇몸 염증이 치아 주위 조직까지 확산되면 구취가 심해진다. 또 잇몸과 치아가 분리되면서 고름이 형성된다.

여기에 음식 찌꺼기가 들어가 염증이 악화되면 치조골이 녹아내려 이가 시린 증상이 나타난다.

이 단계에서도 스케일링 및 염증 조직을 긁어내는 잇몸 소파술로 치료가 가능하다.

하지만 잇몸 전체에 염증이 번지면 끊임없이 고름이 나와 악취가 진동하며 치아가 심하게 흔들리기 시작한다. 이때는 흔들리는 치아 몇 개를 뽑고 남은 이를 보철물로 연결해서 의치를 만들어 주어야 한다.

그런데 치주염이 무서운 이유는 충치와 달리 통증이 없는데도 멀쩡한 치아가 빠져 버린다는 데 있다.

🦷 잇몸 질환이 중증일 때

치주염이 심해 일단 치아를 잃었을 때는 대개 틀니를 생각하게 된다. 그러나 틀니는 씹는 힘이 자연치에 비해 현저히 떨어져 여러 가지로 불편하다. 최근에는 인공 치아를 이식하는 임플란트가 각광을 받고 있다.

임플란트는 인공 치근을 결손된 치아 부위의 턱뼈 속에 심고, 연결 기둥을 이용해 구강 내로 연결한 뒤 가공 치아를 연결 기둥에 고정하는 방법이다.

자연 치아의 형태와 기능을 거의 완벽하게 재현한다는 장점이 있지만 시술 조건이 까다롭고 고가이므로 신중하게 선택해야 한다.

3. 인공 치아, 임플란트

🦷 1960년대 초 스웨덴에서 처음 개발

치아가 상실된 경우 지금까지의 치과 치료는 옆에 있는 자연치를 원통형으로 깎아서 걸어 주거나 부분 틀니 혹은 완전 틀니를 제작하여 복구해 주는 것이 유일한 방법이었다.

자연치를 삭제하여 치료하는 경우 치아에 돌이킬 수 없는 해를 주게 되며, 평균 7~10년마다 보철물을 새로 만들어야 하고, 틀니의 경우 꼈다 뺐다 하는 불편과 충분히 음식물을 씹을 수 없다는 단점이 있었다.

따라서 상실된 치아를 어떻게 회복하는가에 대하여 많은 연구들이 있었으나, 자연치에 버금가는 기능과 수명을 만족시키는 대체 치아는 개발되지 않았다.

그러던 중 1960년대 초 스웨덴의 예테보리대학의 Branemark 교수가 뼈와 골성 결합하는 티타늄 임플란트를 개발하기에 이른다.

티타늄 임플란트는 인접 자연치를 깎아 내지 않고 치아가 상실된 부위에 직접 임플란트를 심어 자신의 치아처럼 사용할 수 있다는 특징이 있다. 이런 점에서 임플란트 치아는 자연치에 버금가는 심미성과 기능을 가지는 대체 치아라고 할 수 있다.

인류는 오래 전부터 치아가 상실된 경우 대체할 인공치에 대한 연구를 끊임없이 해왔으며, 임플란트의 역사를 보면 그 기원은 오래 전으로 거슬러 올라가게 된다.

하나의 예를 들면, 고대로부터 동물의 뼈나 치아를 조각하거나 상아 등을 이용하여 인공치를 만들려는 흔적을 발견할 수 있으며,

마야 인디언들은 AD 100년경 흑요석으로 치아 모양의 인공치를 만들어 사용하기도 했다. 또한 19세기에는 금이나 사기로 만든 인공치를 심으려는 노력도 했으나 성공하지는 못했다.

20세기 초반에 들어서는 크롬 코발트 임플란트나 스테인레스 스틸 임플란트를 제작하기도 했는데, 최초의 티타늄 임플란트는 1965년에 식립되었으며, 스웨덴의 Branemark 교수는 1969년 티타늄 임플란트와 뼈와의 직접 골 결합에 대해 발표하기에 이르렀다.

이후 여러 가지 개량된 티타늄 임플란트가 개발되어 왔으며, 현재는 성공률 또한 많이 증가하여 안정적인 치료법으로 각광을 받고 있다.

임플란트가 좋은 이유

• 멀쩡한 자연치를 일부러 깎을 필요가 없다

보철물의 종류와 치아 상태에 따라 다르지만 일단 치아를 깎으면 평균 7~10년마다 기존의 보철물을 뜯어내고 다시 제작해야 하는 경우가 많다. 그러나 임플란트는 인접한 건강한 치아를 깎을 필요가 없으므로 보다 보존적인 치료라고 할 수 있다.

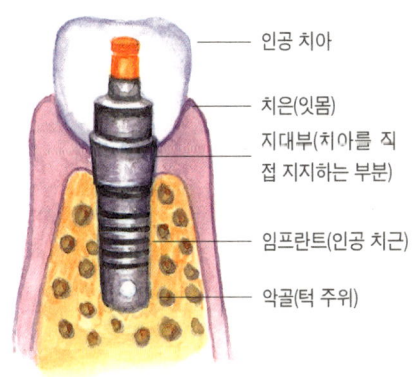

* 임프란트의 구조 *

— 인공 치아
— 치은(잇몸)
— 지대부(치아를 직접 지지하는 부분)
— 임프란트(인공 치근)
— 악골(턱 주위)

• 임플란트의 저작력(씹는 힘)이 자연치와 거의 비슷하다

틀니의 경우 아무리 제작을 잘한다 해도 정상 치아의 1/5 정도밖에 저작력을 회복시킬 수 없지만, 임플란트의 경우에는 자연 치아에 거의 인접한 수준의 저작력을 회복할 수 있다.

- 턱뼈(치조골)의 흡수를 방지한다

　　턱뼈에서 치아가 빠지게 되면 그 부위의 치조골은 점진적인 흡수가 일어나게 된다. 틀니를 했을 경우에는 이러한 흡수 양상이 더욱 심해질 수 있는데, 이런 경우 나중에는 임플란트를 식립하고 싶어도 턱뼈가 모자라 임플란트를 식립하지 못하게 되는 경우가 종종 있다.

　　치아가 빠진 부위에 임플란트를 식립하면 턱뼈의 흡수를 방지하여 건강한 턱뼈를 오랫동안 유지할 수 있다는 장점이 있다.

- 잇몸 손상의 위험이 없다

　　틀니를 사용했을 경우에는 잇몸이 헐거나 궤양이 생겨 자주 치과를 방문해서 치료를 받아야 한다. 그러나 임플란트 인공 치아의 경우 이러한 걱정이 필요 없다.

- 임플란트는 심미적으로 우수하게 제작할 수 있다

　　임플란트의 상부 인공치는 다양한 재료로 제작할 수 있다. 따라서 자연치와 유사한 색조로써 심미적인 인공치 제작이 가능하다. 결과적으로 임플란트를 했을 경우 상대에게 인공치라는 개념을 안겨 주지 않을 수도 있다.

- 임플란트는 기능적으로 우수하게 제작할 수 있다

　　탈착식의 틀니를 사용하는 경우 밤마다 빼놓고 있어야 하며, 말하거나 웃을 때 또는 식사를 할 때 틀니가 움직이거나 빠지는 불편을 감수해야 한다. 그러나 고정식 임플란트는 이러한 우려가 전혀 없다

　　틀니는 오랫동안 사용 시 턱뼈(치조골)가 흡수되고 약해지므로 몇 년

마다 틀니 하부를 새로 제작해야 하며 수명도 5년을 넘기기가 어려운 반면, 임플란트는 턱뼈의 흡수가 없으며, 좋은 조건일 경우 반영구적으로 사용할 수 있다.

틀니는 고리가 있어 남아 있는 치아를 지속적으로 흔들게 되어 결국 치아를 빼야 하는 치명적인 약점이 있는 반면, 임플란트는 대부분 독립적으로 제작하기 때문에 주위 치아에 해를 주지 않는다. 또한 임플란트는 틀니를 사용할 때 보다 약 5배 이상 음식물을 잘 씹을 수 있다.

틀니를 사용하는 경우 음식의 맛을 제대로 느끼지 못하는 경우가 많은데 임플란트는 이런 점에서 그다지 걱정할 것은 없다. 그리고 틀니처럼 입천장이나 아래 잇몸을 지나는 금속이 없으므로 이물감을 느끼지 않고, 틀니를 사용하지 않으므로 심리적으로 안정감을 되찾을 수 있다.

이처럼 임플란트는 틀니의 단점을 원천적으로 방지하고 발전시켜 치아 건강을 되찾게 해주는 좋은 치료법이라고 할 수 있다.

그러나 심한 전신 질환이 있는 경우에는 시술 받을 수 없고, 또한 당뇨가 있거나 방사선 치료를 받고 있는 중이라면 담당의사와 상의 후 치료를 결정해야 한다.

🩺 임플란트의 재료

임플란트는 생체 친화성이 좋고 치조골과의 결합이 잘되는 재료를 선택하여 제작해야 한다. 생체 친화성이 좋은 임플란트의 재료로는 티타늄(Titanium), 지코늄(Zirconium), 니오븀(Niobium), 하늄(Hahnium) 등이 있는데 강도 및 뼈와의 결합 능력 등을 고려할 때 티타늄 임플란트가 가장 안정적인 재료라 할 수 있다.

티타늄 임플란트는 오랜 기간 실험을 거쳐 인체에 안전한 재료임

이 밝혀졌고 정형외과나 신경외과 영역에서도 광범위하게 사용되고 있는 재료다.

특히 오늘날에는 임플란트의 표면을 특수 처리하여 골과의 결합력을 높이는 방법이 개발되어 임플란트의 성공률을 한층 높일 수 있게 되었다.

🦷 자연치와 비슷한 수명

자연치의 경우 환자의 구강 위생 상태, 전신 건강 상태, 잇몸 질환에 대한 저항력, 식습관 등에 따라 수명이 다양하여 젊었을 때 치아를 발거(拔去)하거나 평생 건강한 치아를 유지하는 경우도 있다.

임플란트를 식립한 경우도 자연치와 비슷하여 조건이 좋다면 자연치에서와 마찬가지로 건강하게 사용할 수 있다.

틀니나 브리지는 일률적으로 말할 수는 없지만 일반적으로 10년 이상 사용하는 게 쉽지 않다. 그러나 임플란트는 틀니에서처럼 잇몸이 줄어들거나 브리지처럼 내부의 자연치에 충치가 생기지 않는다.

이런 장점이 있긴 하지만 임플란트 시술 후 적절한 구강 위생 관리와 정기적인 검사를 소홀히 하면 자연치에서와 마찬가지로 치석이 생기고 잇몸이 붓는 등 임플란트 주위에 치주 질환이 생겨 임플란트를 발거할 수도 있음을 유념해야 한다.

따라서 임플란트의 반영구성을 맹신하지 말고 구강 위생 관리에 힘쓰고 치과의사에게 정기적인 검진을 받는다면 자연치처럼 훌륭하게 사용할 수 있다.

한편, 임플란트 수술 전후의 통증은 환자에 따라 개인차가 있지

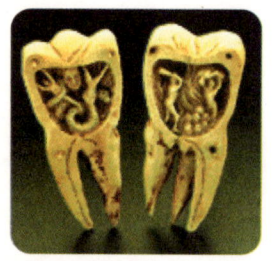
임플란트는 자연치와 비슷한 수명을 가질 수 있다.

만 대부분의 경우 임플란트 수술 시의 통증은 치아를 발치할 때와 비슷하거나 그보다 오히려 적다고 할 수 있다.

수술 후 1주일 정도가 지나면 대개가 큰 불편을 느끼지 않게 되고, 약간의 불편감은 느낀다 하더라도 1~2주 후면 거의 불편함은 사라지게 된다.

특수한 경우에 사용하는 임플란트

• 턱뼈가 좋지 않은 경우

턱뼈의 양이 충분하지 못한 경우에는 임플란트의 수명이 단축될 수 있으며, 턱뼈의 양이 너무 부족한 경우에는 임플란트의 식립 자체가 불가능할 수 있다.

이런 경우에는 자가골이나 인공뼈를 이식하고 막을 사용, 골유도 재생술을 시행하여 턱뼈의 양을 증대시키면서 임플란트를 식립할 수 있다.

• 당뇨 환자의 경우

당뇨 환자는 치주염이 잘 발생하여 치아가 조기에 발거되는 경우가 많아 임플란트에 대한 필요성도 높아진다. 또한 조직 치유가 늦고 임플란트 식립 시 위험성이 있어 주의가 요구되기도 한다.

그러나 당 조절이 잘 되는 환자인 경우에는 의사의 지시만 잘 따른다면 큰 문제는 없다.

• 이갈이 환자의 경우

보통사람보다 이갈이 환자의 경우 자연치에 가해지는 힘은 6배 정도 높다. 따라서 이갈이를 하는 환자가 임플란트를 하는 경우에는 불필요한 압력을 피할 수 있도록 세심한 치료가 필요하다.

🦷 임플란트의 치료 과정

• 임플란트의 식립

    수술 전에 항생제를 복용하고 국소 마취를 하여 임플란트를 턱뼈에 식립한다. 식립은 대체적으로 1시간 이내에 간단하게 마칠 수 있으며, 수술 후 통증은 사랑니를 뽑았을 경우보다 경미한 경우가 대부분이다.

    수술 다음날 간단히 수술 부위를 소독하고 약 1주일 후에 실밥을 제거하는데, 실밥을 제거할 때 통증은 거의 없다. 그 후에는 치과 X-Ray 촬영 및 검사를 받아야 한다.

    대략 2주에서 1달 간격으로 수술 부위에 대한 검사 및 치과 X-Ray 촬영이 이루어지는데, 이때 임플란트가 뼈 속에서 골성 결합이 잘 이루어지고 있는지를 판단할 수 있다.

＊ 임플란트 치료 과정 ＊

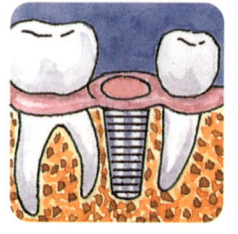 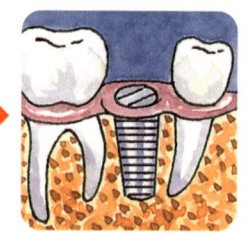 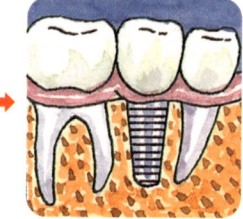

1차 수술   2차 수술   보철물 완성

• 임플란트 상부 구조물 연결

    하악(아래턱)은 약 3개월 후, 상악(위턱)은 약 6개월 후에 임플란트 상

부 구조물을 연결하기 위한 작업을 시작한다.

치조골의 양이 풍부하고 골질이 좋을 경우 등 필요한 조건이 갖춰지면 임플란트 식립 직후에 곧바로 상부 구조물을 연결하고 보철 치아를 완성할 수 있다.

상부 구조물을 연결할 때는 임플란트의 종류에 따라 간단한 마취 후 잇몸의 절개가 필요할 수도 있다. 그러나 절개를 하더라도 수술 후 통증은 거의 없다.

• 보철 치아의 완성

일반적인 방법으로 인상을 채득하여 보철물을 완성하는데, 인상 채득 시 마취의 필요성은 거의 없다.

✳ 임플란트 적용 예 ✳

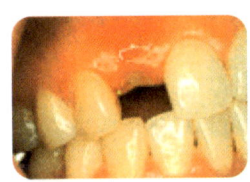
시술 전 앞니가 빠져 미관상 보기 좋지 않다.

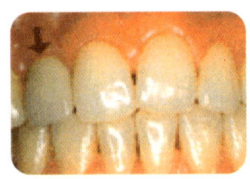
시술 후 임플란트를 식립하여 아름다운 미소를 되찾았다.

급속 임플란트

임플란트는 식립 후 보통 3~6개월 후에 보철 치아를 제작하여 완성하는데, 이는 티타늄 임플란트와 골 조직이 결합할 수 있는 충분한 시간을 주기 위해서다.

그러나 최근에는 임플란트의 구조와 표면 처리 기술이 많이 발달하여 턱뼈의 양이 충분하고 골질이 좋은 경우에는 임플란트 식립 2~3주 후에 곧바로 보철 치아를 연결할 수도 있다.

통증 없고 회복 빠른 미니 임플란트

치아는 음식물을 잘게 부수는 기능뿐만 아니라 얼굴의 인상을 좌우하는 중요한 역할을 한다. 즉 입 안에 숨겨져 있는 듯 보이지만 치열이 고르지 못할 경우 고스란히 얼굴 윤곽으로 드러나 외관상 좋지 않은 이미지를 풍길 수 있다. 이 때문에 최근 들어 치아 교정을 받는 사람들이 늘고 있다.

치아 교정을 받을 때 가장 중요한 것은 고정원이다. 예컨대 앞니가 돌출되어 입술이 튀어나왔다면 치료의 주목적은 앞니를 최대한 뒤로 이동시키는 것이다. 이때 어금니 부위에 강한 힘이 뒷받침되지 않으면 앞니를 뒤쪽으로 이동시킬 때 뒤쪽의 치아가 앞쪽으로 밀릴 수 있어 이를 지지하는 고정원이 필요하다.

기존에는 구강 외 장치인 헤드 기어나 뒤쪽의 치아가 앞으로 밀리지 않도록 철사 등으로 서로 연결해 움직이지 않게 하는 TPA 방식이 주로 쓰였다.

그러나 헤드 기어는 온종일 착용이 어렵고 외관상으로도 거부감을 줄 수 있어 큰 호응을 얻지 못하고 있다. TPA 방식도 보기 안좋고 불편함이 있어 최상의 치료법이라 할 수는 없다.

임플란트 시술은 이런 단점을 보완하는 대안으로써 손색이 없다. 이때 고려해야 할 것은 재료로, 조직에 손상을 주지 않고 일반 보철과는 달리 충분한 지지력이 있는 티타늄 소재가 좋다.

티타늄은 뼈와 생화학적으로 결합하는 금속으로 조직에 무해하므로 인공 치아나 관절 등에 널리 이용된다. 따라서 골 유착성 임플란트가 교정 치료의 고정원으로는 적격이다. 특히 뒤쪽 치아의 수가 부족하거나 고정원이 많이 필요한 치료의 경우 딱 알맞은 치료법이라 할 수 있다.

그러나 일반적인 임플란트는 심을 수 있는 부위가 한정적이고, 수술에 따른 비용이 만만치 않아 보편적으로 이용하기에는 제약이 있다. 또 구강 내 위생 관리가 어렵고 교정 치료가 끝난 뒤 고정원을 제거하기가 어려운 것도 단점이다.

반면 최근 개발된 티타늄 소재의 미니 임플란트(mini-screw)는 보통 임플란트처럼 조직 손상을 일으키지 않으면서 뼈에 기계적인 결합만을 시켜 교정 치료 뒤에 제거가 쉽다. 즉 미니 임플란트는 직경이 1~2㎜에 불과해 제거 시 약하게 국소 마취를 하거나, 마취를 전혀 하지 않더라도 통증이 거의 없다. 특별한 처치 없이도 2~3일이면 회복할 수 있다.

헤드 기어 등의 장치를 하지 않아도 될 뿐만 아니라 치아를 견인하는 효과도 뛰어나 치료 기간도 단축시킬 수 있다. 일반 임플란트에 비해 가격이 저렴한 것도 장점이다.

🔧 임플란트 시술 시 유의 사항

구강 검사나 방사선 촬영, 컴퓨터 단층 촬영 등 각종 검사를 받아야 하며, 환자의 건강 상태와 경제력 등을 종합적으로 판단해 시행해야 한다. 일반적으로 위 턱뼈에 인공 치아를 심을 경우 약 4개월, 아래 턱뼈에 심으면 약 3개월을 기다려야 한다.

상태가 좋지 않아 이를 뽑아야 하는 경우에는 그 부위의 뼈가 아무는 데 필요한 약 6개월의 기간이 더해져 총 10개월 정도 걸리는 셈이다.

이런 기다림을 해결하기 위해 최근에는 치아를 뽑은 후 임플란트를 그 부위에 바로 심고 임시 보철물을 연결해 시술 당일부터 음식물을 씹을 수 있도록 도와주는 즉시 임플란트 시술법이 좋은 반응을 얻고 있다.

4. 치아를 망치는 치주염의 예방과 치료

🧪 치주염의 발생 원인

건강한 잇몸은 약간 흐린 홍조를 띠고 딱딱하며 쉽게 피가 나지 않는다. 그러나 염증이 있는 잇몸은 붉은 색을 띠며 부어 있고, 잇몸을 반짝거리게도 한다. 염증은 대개 치아 사이의 잇몸에서 시작해 혀 쪽과 입술 쪽으로 확대된다. 염증에 걸린 잇몸은 쉽게 피가 나며, 특히 칫솔질을 할 때 피가 나고 아프다.

치주염의 원인은 플라크와 음식을 들 수 있다. 플라크라 불리는 세균성 피막은 치아 표면에 부착하여 계속 형성된다. 플라크가 치아 면에 생기면 독성 물질이 잇몸으로 스며들게 되는데, 이 때문에 플라크가 잇몸 주위에서 계속 성장하고 치아와 잇몸의 틈 사이로 확대되어 염증을 일으키는 것이다.

따라서 치주염은 구강 내 세균성 피막인 플라크에 의해 치주 조직에 생긴 염증성 질환으로 잇몸이 붉어지고 부어오르는 특징이 있다. 더불어 치아를 유지하는 치조골(턱뼈)과 치아와 치조골을 연

결하는 치주 인대가 염증성 질환으로 점차 소실되어 치아를 유지
하지 못하고 치아가 흔들리게 된다.

＊ 치주염의 치료 ＊

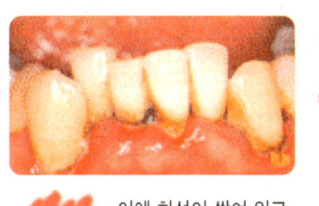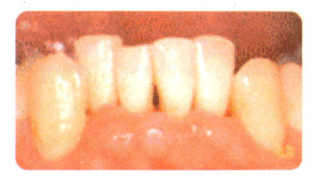

치료 전 이에 치석이 쌓여 있고 잇몸이 벌겋게 부어 있다.

치료 후 부어 있던 잇몸이 가라앉고 염증도 분홍색으로 돌아왔다.

심할 경우엔 치아가 흔들려 빠지거나 빼야 하는 경우가 생길 수
있으므로 충치보다 훨씬 무서운 질환이라고 할 수 있다.

또한 부드럽고 찐득찐득한 탄수화물 종류나 설탕 성분의 음식은
치아에 붙어 세균들이 번식해 플라크의 형성을 쉽게 한다.

이 밖에 세균에 저항하는 면역에 문제가 있는 여러 질환과 호르
몬의 균형 파괴가 이루어지는 임신도 치주 조직에 손상을 주어 잇
몸에 영향을 준다.

만성 질환 치주염의 예방법

치주염은 전형적인 만성 질환으로 오랜 시간 서서히 진행되어 증
상을 거의 알 수 없는 경우가 많다.

그러나 치주염이 의심되어도 대수롭지 않게 생각하고 그대로 방
치하면 치아를 싸고 있는 치조골이 계속 파괴되어 결국 치아가 빠
지는 경우에 직면할 수도 있다.

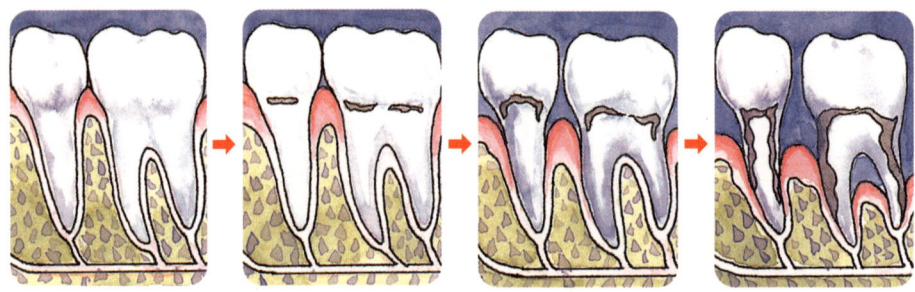

따라서 평소에 치주염이 의심되는 증세가 있으면 치과에서 잇몸 상태에 대한 검사를 받아 보아야 한다. 치주염은 플라크가 원인이므로 치아 면에서 이 플라크를 효과적으로 제거하는 것이 가장 중요하다.

그러므로 올바른 칫솔질은 치주염 예방에서 가장 중요한 요소다. 부드럽고 상태가 좋은 칫솔을 선택하여 올바른 칫솔질을 한다면 치주염을 예방할 수 있다.

- 하루에 3번 이상 칫솔질을 한다. 플라크를 제거하기 위해 치아의 바깥쪽과 안쪽 씹는 면을 잘 닦는다.
- 매일 치실을 사용해 칫솔이 닿지 않는 잇몸 경계의 아래와 치아 사이의 플라크를 제거한다.
- 담배의 니코틴 성분은 잇몸에 자극을 줄 수 있으므로 끊는 게 좋다.
- 1년에 2회 이상 정기적으로 치과 검진을 받는다.
- 플라크 제거를 위한 스케일링을 받는다.

치주염이 의심되는 자가 증상 10가지

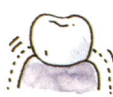 • 가끔 잇몸이 부었다가 가라앉는다.

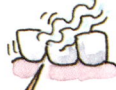 • 잇몸이 근질근질해 이쑤시개를 사용하고 싶다.

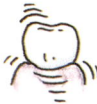 • 피곤하면 잇몸이 들뜬 느낌이다.

 • 잇몸이 치아와 떨어져 있다.

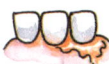 • 약한 자극에도 잇몸에서 피가 난다.

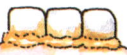 • 많은 치석이 있는 것 같다.

 • 칫솔질을 할 때 피가 묻어난다.

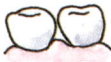 • 치아 사이에 틈이 보인다.

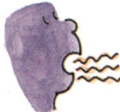 • 입 냄새가 나고 입맛이 없다.

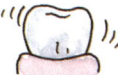 • 치아가 조금 흔들린다.

5. 당뇨병과 치주염

당뇨병은 잘 관리하지 않으면 인체의 여러 기관에 합병증을 일으킬 수 있는 질환이다. 물론 잇몸 질환에도 역시 안 좋은 영향을 미친다. 풍치(치주염)가 빨리 진행되어 치아를 받쳐 주는 잇몸뼈(치조골)가 쉽게 허물어지기 때문이다.

결과적으로 치아를 빼야 하는 경우가 발생하게 되고, 이렇게 되면 음식물을 씹는 기능이 감소돼 식사의 양과 종류가 달라진다. 따라서 당뇨병 환자의 건강 관리에 가장 중요한 균형 잡힌 식사와 칼로리 조절에 실패하기가 쉽다.

당뇨병이 생겨서 높은 혈당 상태가 지속될 경우 미세 혈관부터 병들기 시작하여 혈관 내 순환이 원활하지 못하게 되고, 이는 결국 해당 조직에 만성적인 산소 부족과 노폐물 과잉 상태를 초래하여 합병증을 유발하게 된다.

잇몸과 잇몸 뼈에도 미세한 혈관이 많이 분포하는데, 이 혈관들의 상태가 악화됨에 따라 치주염이 발생하는 것이다.

당뇨병에 걸리게 되면 또한 우리 몸에서 외부의 병균이나 상처 등에 대해 방어벽을 쌓는 백혈구의 움직임도 둔화되어 병균에게 유리한 조건을 조성해 주게 된다.

타액(침) 속의 당분이 올라가게 돼 세균의 활동이 왕성해져 충치도 잘 발생한다.

따라서 당뇨병 환자들은 치주염 관리에 특히 신경을 써야 한다. 잇몸이 자주 붓는다든지 이가 들뜬 느낌이 있을 때는 치주염이 상당히 진행되고 있다는 증거이므로 그대로 넘어가서는 안 된다. 반드시 정확한 치료를 받아야만 치아를 잃지 않을 수 있다.

물론 혈당 관리를 잘 하고 잇몸도 잘 관리한다면 당뇨병이 없는 건강인과 다를 바 없이 좋은 치아 상태를 유지할 수 있다. 오히려 당뇨병이 없더라도 치주염 관리를 하지 않는 사람들보다 훨씬 구강 상태가 좋은 경우도 많다.

6. 노인 잇몸병

🦷 진료는 오전에 받는 것이 좋다

잇몸 질환은 유년기나 청년기 혹은 장년기에도 나타나지만 나이가 들면서 정도가 더욱 심해지며 이로 인해 여러 개의 치아를 잃게 될 수도 있다.

만성적 잇몸 염증의 치료 방법에는 크게 치석 제거술과 같은 비외과적인 치료법과 잇몸을 절개해 치료하는 치은 판막술(잇몸 수술)과 같은 외과적인 치료법으로 나뉜다.

노인 환자는 치료 시간이 짧고 조직 손상이 적은 치료법을 주로 선택하며, 환자 입장에서는 피로를 쉽게 느끼는 오후보다는 오전에 진료를 받는 것이 좋다.

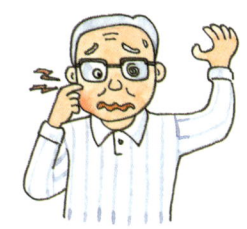

잇몸 질환은 나이가 들수록 정도가 심해진다.

🦷 작고 모가 부드러운 칫솔을 선택한다

칫솔은 입 속에서 움직이기 쉽도록 너무 크지 않은 것을 선택하고 모가 부드러운 칫솔과 연마제의 입자가 미세한 치약을 사용하면 노출된 치근(뿌리)이 지나치게 마모되는 것을 막을 수 있다.

치아 사이의 치조골이 심하게 소실된 경우는 치간 칫솔을 사용해야 한다. 또한 젊은 사람과는 달리 섬세한 손놀림이 어려우므로 전동 칫솔을 사용하면 도움이 된다.

그리고 플라크를 관리하기에 불리한 보철물은 잇몸 치료 전에 제거하는 것이 바람직하다.

의치(틀니) 등의 보철물 등을 제작하는 경우는 구강 위생 관리가 용이한 디자인을 고려해 치료 계획을 세운다.

전동 칫솔

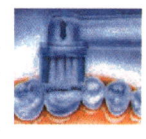

전동 칫솔은 교정환자가 교정용 칫솔과 치간 칫솔 두 가지를 사용해야 하는 번거로움을 해결해 주는 칫솔이다. 전동 칫솔은 한쪽 방향으로 도는 것이 아니라 양쪽으로 돌기 때문에 교정 장치와 와이어 사이에 칫솔모가 들어가서 깨끗하게 닦이고 시간도 적게 소요된다.

🦷 불소를 치아에 덮는 치료가 바람직하다

노인은 잇몸 치료나 보철 치료에 많은 시일이 소요되기 때문에 씹기 편한 음식물만 섭취해 영양 결핍 및 소화 장애가 생길 수 있다. 따라서 치료 기간에 사용할 임시 보철물의 제작을 고려해야 한다.

잇몸 질환이 진행돼 노출된 치근 면에서는 충치(치아 우식증)를 많이 발견할 수 있다. 치수(치아의 신경 부분)에 영향을 주는 경우는 드물어서 대부분 통증이 없으나 오래 방치하면 근관 치료(신경 치료)가 필요하다. 따라서 불소를 치아에 덮는 치료를 받거나 불소 치약이나 불소 용액으로 양치하는 것이 좋다.

또한 도포 치료를 받는 것도 좋은 방법인데, 집에서는 불소 치약이나 불소 겔을 이용해 칫솔질을 하고 불소 용액으로 양치하는 것이 바람직하다.

7. 잇몸 치료의 종류

🦷 잇몸 라인 성형술

아름다운 미소를 갖고자 하는 것은 모든 이의 바람이다. 이때 새하얀 치아 못지않게 아름다운 잇몸 선은 아름다운 미소를 갖게 하는 중요한 요소이다. 웃을 때 잇몸이 너무 많이 보이는 미소(Gummy Smile)는 잇몸 절제술을 통해서 해결할 수 있다.

치아의 형태나 크기, 좌우 대칭이 맞지 않을 때 잇몸이 퉁퉁하거나 잇몸이 치아를 많이 덮고 있을 경우, 그리고 잇몸이 너무 많이 보이면 외모가 아무리 준수해도 사람의 인상이 답답해 보일 수 있다.

이때 잇몸을 날씬하게 하거나 치아가 많이 보이도록 잇몸과 치아가 만나는 잇몸 라인을 바꾸어 주면 인상이 훨씬 시원해 보인다.

* 잇몸 라인 성형술 *

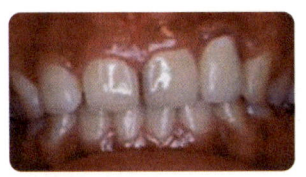 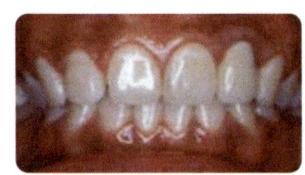

시술 전 잇몸이 퉁퉁하거나 잇몸이 치아를 많이 덮고 있어 답답해 보인다.

시술 후 잇몸을 날씬하고 치아가 많이 보이도록 잇몸 라인을 교정하면 훨씬 시원하게 보인다.

잇몸 라인이란 웃을 때 미소 선과 일치하는 잇몸 선을 의미하며, 미소 선과 잇몸 선을 일치시켜 준다.

또 치아의 배열은 고른데 잇몸이 좌우대칭이 아니어서 삐딱해 보이는 경우나 웃을 때 잇몸이 너무 많이 보이는 경우도 잇몸 라인 성형술을 시행한다.

시술 후 4주일 정도면 보다 아름다워진 미소를 가질 수 있다.

잇몸 박피술

잇몸에 멜라닌 색소가 많아서 검게 보이는 경우나 표면이 거친 경우는 잇몸 박피술을 시행한다. 잇몸 박피술은 건강한 분홍색의 잇몸을 되찾아서 아름다운 미소를 만들어 준다.

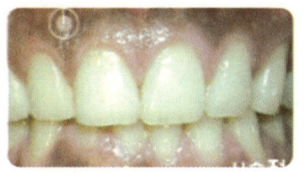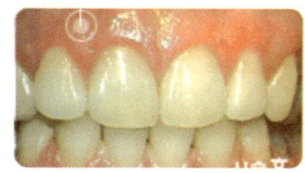

시술 전 잇몸에 멜라닌 색소가 많아서 검게 보인다.

시술 후 잇몸 박피술로 건강한 분홍색의 잇몸을 되찾게 되었다.

잇몸 이식술

잘못된 칫솔질이나 잇몸병으로 인해 잇몸 퇴축이 생겨 치아의 뿌리 부위가 노출되어 시리고 미관상 보기 흉할 때에는 자신의 잇몸을 병변 부위에 이식해서 원래의 형태로 만들어 주는 치료이다.

치주 판막술

흔히 잇몸병이라고 이야기하는 치주 질환은 치아 주위의 조직에 생기는 병을 말한다. 사람의 입 안은 따뜻하고 잔존 음식물과 수분이 있으며 세균들이 정상적으로 살고 있기 때문에 질병이 생기기 좋은 조건을 가지고 있다.

치주 질환이 생기면 잇몸에서 피가 나고 자주 붓고 입안에 냄새도 심해진다. 이러한 질환의 치료뿐만 아니라 잇몸 상태의 개선을 통해서 미적인 부분의 향상을 꾀할 수 있다.

요즘 구강 위생 제품과 약제들이 많은 시판이 되고 있지만 보조적인 방법에 불과하다. 예방과 치료에 좀 더 세심한 신경을 쓰는 것이 건강한 치아를 간직할 수 있는 최선책이라고 할 수 있다.

치주 질환을 계속 방치해 두면 치아를 지지하는 주위 조직의 상

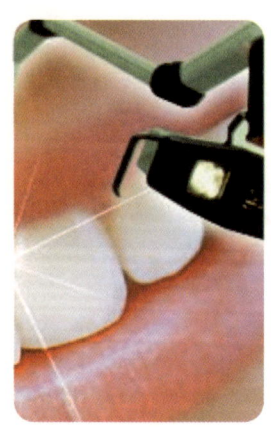

건강하고 아름다운 잇몸을 위해

실로 인해 치아를 잃게 된다.

흔히 풍치라고 말하는 이 치주 질환은 무엇보다 정기적인 치석 제거와 올바른 칫솔질로 예방하는 것이 최선이지만 이미 진행된 치주 질환은 적절한 치료와 관리로 더 이상의 악화와 치아 상실을 막을 수 있다.

치주 판막술은 잇몸 속 깊이 진행된 염증을 수술로써 제거하고 치아가 건강한 잇몸을 가질 수 있도록 하는 치료이다.

경우에 따라서 인공뼈 혹은 자가골 이식이나 잇몸 이식이 동반되는 치료로 상태를 더욱 개선시키는 치료가 병행되기도 한다.

Chapter 4

치과 질환, 제대로 알자

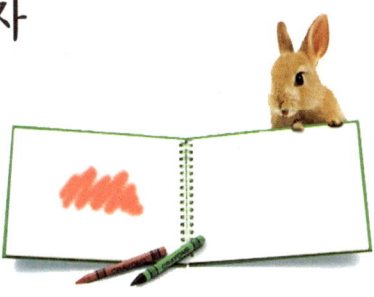

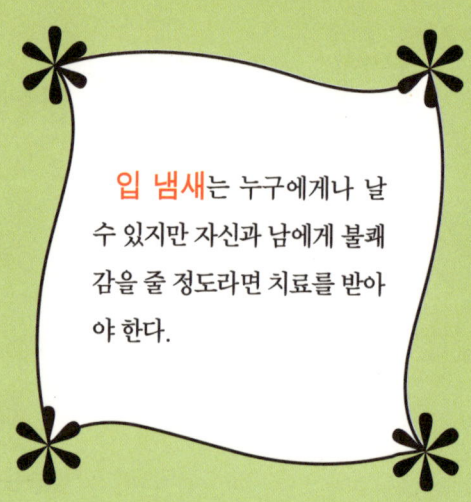

입 냄새는 누구에게나 날 수 있지만 자신과 남에게 불쾌감을 줄 정도라면 치료를 받아야 한다.

1. 구취(입 냄새)

🔹 입 냄새, 왜 생길까?

반드시 연인 사이가 아니더라도 구취는 대인관계에서 불이익을 당하게 할 여지가 있다. 특히 많은 사람들을 상대하는 직업을 가진 경우에는 누구에게 대놓고 말할 수 없는 고민이자 곤욕이 아닐 수 없다.

한 통계에 의하면 입 냄새는 성인들의 65% 정도에서 나타나며, 입 냄새는 냄새를 맡게 되는 상대방을 불쾌하게 할 뿐 아니라 냄새를 풍기는 자신까지 위축시킨다고 한다.

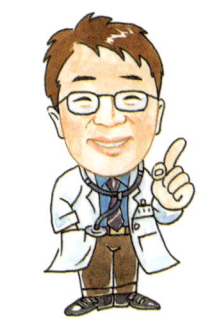

입 냄새는 대인관계에서 불이익을 당하게 할 여지가 있다.

입 냄새의 발생 원인은 치과적인 원인이 전체의 85~90%, 나머지는 축농증, 비염 등 코 질환이나 간, 콩팥, 위장, 허파 등의 병 때문에 생긴다. 즉 전신적인 질환을 가지지 않은 보통 사람은 거의 대부분이 치과적 원인이라고 생각하면 된다.

치과적 원인, 다시 말해 구강 내 원인인 경우에는 공기를 싫어하는 혐기성 세균이 입 안의 단백질을 분해해 휘발성 황화합물을 만드는데 이것이 불쾌한 냄새를 일으키는 원인이 된다.

이처럼 구취는 성인의 절반 이상이 경험할 정도로 흔한 증상이나, 대인관계에서 많은 불이익을 초래할 수 있는 질환이다.

구취의 원인은 대개 입 안에 있다. 아침에 자고 일어나 풍기는 입 냄새는 일시적이라서 금세 사라지지만, 만약 그런 냄새가 지속될 경우 병적인 증상으로 의심해 볼 필요가 있다.

일반적으로 입 냄새의 원인은 음식물 찌꺼기와 침 속 단백질이 구강 내 세균에 의해 분해되는 과정에서 발생한다. 또 충치나 불량

한 보철물, 사랑니 주위의 염증 등도 구취를 유발하는 요인이라고 할 수 있다. 설태와 치주 질환, 입안 건조증 등도 입 냄새의 주요한 원인이다.

입 안 건조증은 그 자체로써 입 냄새를 유발하지는 않지만, 입 냄새의 정도를 악화시킨다.

특히 타액 분비량이 줄어들어 생기는 입 안 건조증은 노인들에게 많이 발생한다.

때로는 신장 질환, 간 질환, 당뇨, 호흡기 장애, 탈수 등 전신적인 원인 때문에 입 냄새가 발생할 수 있다. 따라서 구취의 정확한 원인을 규명하는 것이 무엇보다 중요하다.

🩺 입 냄새의 치과적 원인 및 치료 방법

입 냄새를 유발하는 원인은 매우 다양하며, 증세에 따른 적절한 처방이 구취를 치료하는 방법이 될 수 있다. 유형별로 보면 다음과 같이 구분된다.

- 충치로 인한 음식물의 잔류

  충치 치료를 해준다.

- 잘 맞지 않은 보철물

  보철물을 새로 제작하여 맞게 한다.

- 잇몸에 병이 있는 경우

  스케일링 등 잇몸 치료를 한다.

- 치아 사이에 음식물이 끼는 경우

그 원인을 평가한 후 옆에서 음식물이 끼면 치간 칫솔 사용 위에서 끼면 보철물이나 잇몸 치료 등을 통해 치아 사이의 헐거움을 회복시켜야 한다.

- 부적절한 구강 위생 상태

스케일링 및 칫솔질 방법을 배운다. 특히 혀의 깊은 부위를 잘 닦는다. 그럴 경우 약간의 구역질이 나올 수도 있다.

- 사랑니 주위의 염증

사랑니를 뽑는다.

- 타액(침) 분비가 적은 경우

충분한 수분을 취한다. 그 원인에 대한 정밀한 검사를 받는다. 필요한 경우 인공 타액을 사용한다.

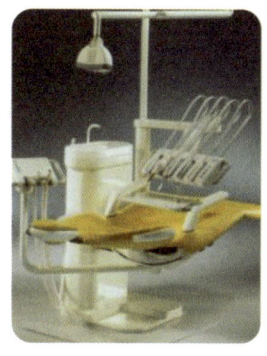

입 냄새를 유발하는 원인은 매우 다양하며, 증세에 따른 적절한 치료가 필요하다.

- 담배의 니코틴

입 냄새를 제거하려면 금연이 필수적이다.

- 자극적인 음식이나 음료로 인한 냄새

섬유질이 풍부한 채소는 침샘을 자극해 입 냄새를 없앤다. 또한 토마토 주스의 아놀린이라는 성분은 황화합물 분자를 깨뜨려 입 냄새를 방지한다. 그러나 양파, 마늘, 파, 고사리, 계란, 무, 겨자, 육류 등은 입 냄새를 악화시킨다.

구취 자가 진단법

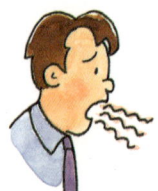 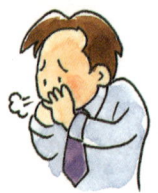

🔹 손으로 코를 감싸 짧게 숨을 내쉬어 본다.

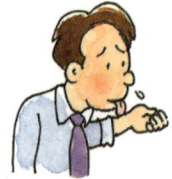 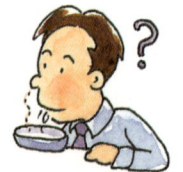

🔹 혀로 손목을 핥아서 냄새를 맡는다.

🔹 침을 깨끗한 용기에 받아 5~10분 정도 지난 후에 냄새를 맡는다.

• 이때 입을 다물고 코로 숨을 내쉬었을 때 냄새가 나면 내과 질환이나 약물 복용에 의한 입 냄새일 가능성이 높다.

🩺 입 냄새로 진단해 보는 내과 질환

축농증과 편도선염 같은 질환이 있으면 코나 목의 염증 때문에 스스로도 불쾌한 입 냄새를 느낄 수 있다.

이럴 경우에는 이비인후과에서 축농증과 편도선염을 치료하는 것이 바람직하며, 그래도 이상이 있다면 내과에서 진단을 받도록 한다.

입 냄새로 알아보는 내과적 질환은 다음과 같다.

- 과음으로 인한 급성 간경변 환자의 입에서는 계란이나 버섯 썩는 냄새와 같은 구린내가 나는 것이 특징이다.

  간의 해독 기능이 손상돼 여과되지 못한 독성 물질이 혈관을 순환하다 폐를 거쳐 코로 나오기 때문이다.

- 당뇨병 환자들에게는 시큼하면서도 달콤한 입 냄새가 난다.

  이는 인슐린과 포도당의 감소로 대사 과정에 문제가 생겨 과다하게 분비된 케톤이라는 물질이 호흡을 통해 밖으로 배출되기 때문이다.

  당뇨병 환자들의 상당수는 타액선이 망가져 침 분비가 줄어들어 입 안이 건조해져 이렇듯 입 냄새를 풍긴다.

- 신부전증 환자는 신장의 배설 기능이 떨어지므로 걸러지지 못한 체내 찌꺼기가 타액 속에 축적돼 소변 냄새와 같은 지린내를 풍긴다. 그 밖에 항히스타민제나 소화제 계통의 약들도 침을 부족하게 만들어 구취의 정도를 악화시킨다.

- 감기나 알레르기로 혀 뒷부분에 두꺼운 점액층이 쌓일 때, 심한 다이어트로 음식물 섭취가 줄어들 때도 입 냄새가 날 수 있다.

- 담배의 니코틴 또한 세균의 성장을 돕고 침샘을 망가뜨려 구취를 유발한다. 여성의 경우 생리 직전 호르몬의 변화가 일시적으로 입 냄새를 유발하기도 한다.

2. 시린 이와 변색된 치아

시린 이의 치료

찬 음식이나 신 음식, 단 음식 등을 먹을 때, 혹은 칫솔질을 할 때나 찬바람에 이가 노출되었을 때 이가 시리거나 통증을 느끼는 치아를 지각 과민성 치아, 즉 '시린 이'라고 한다.

시린 이의 증상은 여러 가지 원인 때문에 나타날 수 있다.

Doctor's clinic

시린 이

· **치아 표면의 손상**
  칫솔질을 게을리 하거나 좌우로만 과도하게 했을 경우 치아 표면이 손상된다.
· **보철 또는 충치 치료의 경우**
  치아 삭제 후 보철물이 신경에 가까워져서 일시적으로 시린 증상이 나타날 수 있다. 일정 시간이 경과하면 시린 증상은 사라진다.
· **심하게 이를 가는 경우**
  치아 표면의 마모로 치아 내 신경 조직이 외부 자극에 민감하게 반응하여 이가 시리게 된다.
· **치주 질환이나 노화 현상에 의해 치아 뿌리가 노출되거나 마모된 경우**

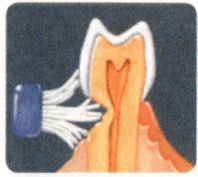
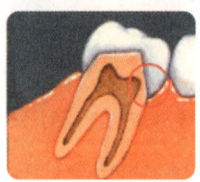

🦷 시린이의 치료

· **치석과 치태 조절법**
  노출된 치아 뿌리를 스케일링과 올바른 칫솔질로 청결하게 유지한다.
· **레진 충전법**
  손상된 부분을 레진으로 수복한다. 가장 확실한 치료 효과가 나타난다.
· **상아질 표면에 대한 피복법**
  상아질 접착제를 노출된 치아 뿌리에 접착한다.
· **표면 석회화 촉진법**
  상아질 표면에 불소를 도포하여 치아를 튼튼하게 해준다.

3. 충치(치아 우식증)

　치과 질환 가운데 가장 흔한 것으로는 충치를 들 수 있으며, 치과를 찾는 환자 대부분은 충치 치료를 위해서라고 해도 크게 틀린 말은 아닐 것이다.

　충치가 있는 상태로 방치해 두면 우식증이 계속 진행되어서 음식물을 먹다가 치아가 깨지거나 찬 음식과 뜨거운 음식물에 통증을 느끼게 되며, 더욱 진행될 경우에는 치아 뿌리에 염증이 생겨서 씹을 때 이가 아프게 되는 진행 과정을 겪게 된다.

✴ 충치 발생 및 진행 과정 ✴

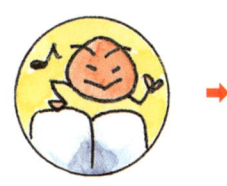 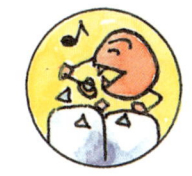 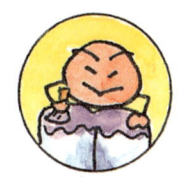

입안에는 뮤탄스(Mutans) 충치 균이 서식한다.   치아 표면에 남아 있던 당분, 탄수화물 등 음식 찌꺼기를 무탄스 균이 섭취한다.   뮤탄스 균이 음식 찌꺼기를 분해해서 플라크를 형성한다.

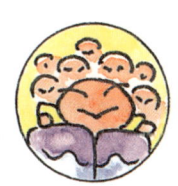 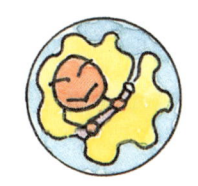 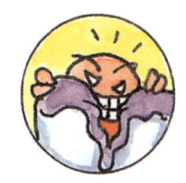

플라크 안에서 뮤탄스 균이 차츰 크게 번식한다.   뮤탄스 균이 당을 발효시켜 산을 생성한다.   산에의해 표면의 범랑질이 녹아 충치가 된다.

이러한 고통을 미연에 방지하기 위해서는 예방만이 최선의 방법이라고 할 수 있다.

하지만 이미 충치가 생겼다면 초기에 치료하는 것이 시간적·경제적 부담과 환자의 고통이 그만큼 줄어든다는 것을 먼저 알아두어야 할 것이다.

오래 전부터 사용해 온 아말감 치료는 경제적인 이점이 있지만, 수분에 의한 부식과 저작에 의한 파절로 인한 충치 재발의 위험과 수은 함유에 따른 인체 유해성이 있다.

근래에는 치료 기술과 재료의 발전으로 기능적이나 심미적으로 원래의 상태에 가깝게 치료를 하는 것이 요즘의 치료 경향이라 하겠다.

🩺 당질을 분해하는 연쇄상구균이 원인 균

충치는 오복 중의 하나인 치아에서 가장 흔히 볼 수 있는 대표적인 질환의 하나로 정식 학술 용어로는 '치아 우식증'이라고 한다.

충치는 입 안의 음식물 찌꺼기가 세균에 의해 부패됨으로써 발생하는 산에 의해 치아의 석회 성분이 녹거나 파괴되어 점차 아픔을 느끼게 된 후 치아를 잃게 되는 하나의 세균성 질환이라고 볼 수 있다.

우리나라에서는 영구 치아의 충치 이환율이 약 80%에 이르며, 한 사람이 평균 2~3개의 충치를 가지고 있는 것으로 보고되고 있다.

충치의 원인에 대해서는 여러 학설이 있으나 아직까지 명확하게 밝혀진 것은 없으며, 구강 내 세균에 의한 감염성 질환으로 추정되고 있다.

　원인은 여러 가지가 복합적으로 작용하는 것으로 밝혀졌지만 가장 중요한 것은 치태(플라크)이다. 이것은 점액소나 탈락 상피 세포, 세균 등으로 이루어져 있고, 점착성이 강하여 치아 표면에 잘 부착된다.

　치태에는 여러 세균이 섞여 있는데, 특히 내산성 연쇄상구균과 유산균이 많다. 현재 가장 유력한 충치의 원인 균으로 밝혀진 이 연쇄상구균은 당질을 분해하는 능력을 가지고 있으며, 끈적거리는 물질(덱스트란)을 형성한다고 알려져 있다. 덱스트란은 불용성으로서 치태가 치아 표면에 잘 붙어 있게 한다.

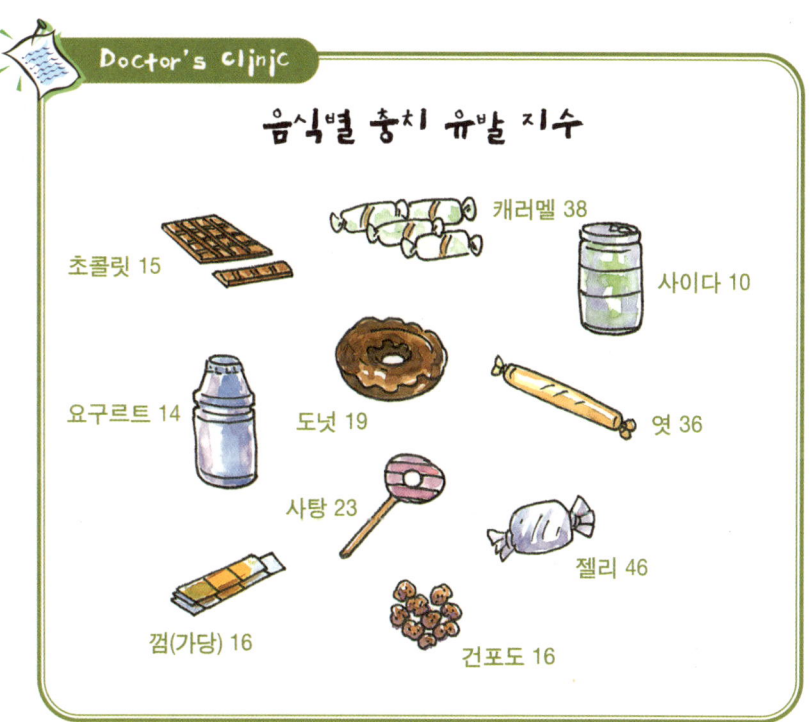

Doctor's clinic

음식별 충치 유발 지수

초콜릿 15
캐러멜 38
사이다 10
요구르트 14
도넛 19
엿 36
사탕 23
젤리 46
껌(가당) 16
건포도 16

연쇄상구균은 설탕으로부터 유기산과 치태 형성에 필수적인 물에 잘 녹지 않는 다당류를 합성한다. 따라서 치태 중에는 이와 같이 균이 만들어 내는 산이 모여 있기 때문에 이 산에 의해 치아 표면에 화학적 탈회가 일어나서 충치가 생기게 된다.

충치는 달콤한 입맞춤을 노린다

연인들 사이에 행해지는 입맞춤은 흔한 애정 표현이다. 서로의 감정을 입술로 표현하며 사랑을 확인하고 확인받는 것이다.

사실 달콤한 입맞춤은 가슴을 설레게 한다. 누군가가 옆에 있다는 것을 확인할 수도 있으며, 서로에게 많은 의지가 되기도 한다. 따라서 입맞춤의 매력은 한마디로 잘라 말할 수 없다.

하지만 만약 충치가 있는 사람이라면 가급적 입맞춤을 자제하는 것이 좋다. 왜냐하면 충치가 있는 사람과 키스를 하게 되면 전염될 수 있다는 연구 결과가 나왔기 때문이다.

최근 미국 베버리힐스에서 치과 개업의로 있는 리프킨 박사는 "키스는 충치를 일으키는 '스트렙토코쿠스 뮤탄스(Streptococcus mutans)'란 박테리아를 가장 많이 전염시키는 매개 역할을 한다"고 밝혔다.

스트렙토코쿠스 뮤탄스는 정상인의 구강 내에도 서식하고 있는 세균이므로 키스 때문에 없던 세균이 생기는 것은 아니지만 그 수가 급속히 증가할 수 있다고 한다.

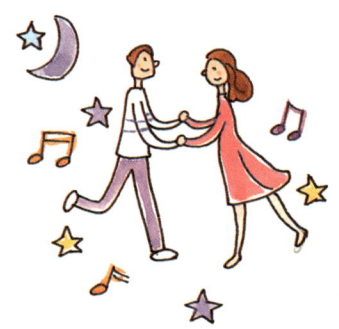

스트렙토코쿠스 뮤탄스는 사탕처럼 당분이 많은 음식을 섭취하면 세균의 활동력이 더욱 왕성해진다. 당분은 이 박테리아가 가장 좋아하는 성분일 뿐 아니라 당분 자체에 끈적끈적한 점성이 있어 쉽게 제거되지 않아 잇몸 깊숙한 곳에서 염증을 일으킬 확률이 더욱 높아진다는 것이다.

또한 입 냄새를 많이 풍기는 파트너와도 프렌치 키스를 하지 않는 것이 좋다. 이 경우 잇몸 염증을 유발하는 박테리아가 전염될 우려가 높기 때문이다.

풍치를 일으키는 세균은 충치를 유발하는 것보다 훨씬 독성과 전염성이 강한 것으로 알려져 있다. 풍치는 25세 성인의 40%에게서 나타날 정도로 널리 확산된 질환이다. 단지 구취의 문제가 아니라 심한 경우 이뿌리가 녹아내려 젊은 나이에 틀니를 하게 될 수도 있다.

따라서 남녀 둘 다 입 냄새가 심하게 풍기는 풍치 환자라면 모르겠지만, 어느 한쪽만 풍치가 있다면 아무리 애정 표현을 하고 싶어도 키스를 자제하는 것이 현명한 방법이다.

충치 왜 무서운가?

충치는 치태가 잘 모여 쉽게 빠져나가지 않는 치면 열구나 함몰 부위(음식을 씹는 울퉁불퉁한 면)에서 시작되기 쉬우며 외관상 치아 표면이 검게 변한다.

초기에는 단단한 표층 법랑질에 발생한다. 이때는 특별한 증상이 나타나지는 않는다. 점차 진행이 되어 상아질에 이르게 되면 충치는 더욱 빨리 진행된다. 이 상태에서는 차가운 자극에 대해 시린 감각을 느끼게 되고, 점차 통증을 느끼는 단계로 발전하기도 한다.

충치가 신경을 침범하여 신경에 염증이나 고름이 생기게 되면 가만히 있어도 심한 통증이 나타난다.

이때는 뜨거운 자극에는 더욱 통증이 심해지며 차가운 것에는 통증이 잠시 완화된다. 이러한 심한 치통은 수일간 지속되다가 다소 완화되는 과정을 반복하면서 신경 조직에 생긴 고름이 치아 뿌리 밖으로 나오게 되면 치주염을 유발시킨다. 이런 상태에서는 치아가 솟아올라 음식을 씹을 수 없게 된다.

치아는 한번 손상되면 재생되지 않기 때문에 충치가 생기면 미루지 말고 적당한 치료를 받아야 한다.

🩺 충치를 치료하는 방법

충치 치료에는 치아를 깎아 내고 간단한 치아 대용 물질로 메우는 방법부터 인공 치아를 턱뼈에 고정시키는 임플란트까지 다양하다.

대표적인 방법으로 알려진 레진은 합성수지의 일종으로 플라스틱과 비슷한 성질을 가지고 있는 충전용 재료이다. 따라서 색조를 원하는 대로 표현할 수 있어 미적으로 만족스러운 효과를 낼 수 있다.

이런 이유로 앞니 레진은 등 심미적으로 중요한 부위에 많이 사용되고 있으며, 어금니의 경미한 충치 치료 재료로 각광받고 있다.

라미네이트는 앞니를 복구하는 데 좋은 방법으로 앞니 앞부분에 아주 얇은 세라믹을 붙이는 것을 말한다. 두께는 약 0.3㎜에서 0.5mm 정도에 불과하지만, 일단 붙이면 강도가 매우 강력해진다. 강도와 미적인 면에서 오직 세라믹만이 제공할 수 있는 장점을 보여 준다고 하겠다.

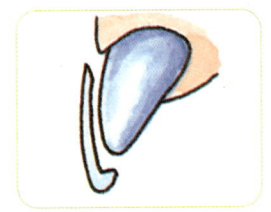

라미네이트 치료법

포셀린은 장석, 실리카, 알리미늄 등의 결정 광물이 유리 기질 속에 박혀 있는 물질로 도자기를 만드는 재료와 비슷하다.

가루 형태의 포셀린을 적당한 모양으로 성형하고 고온에서 굽게 되면 가루들이 서로 녹아 붙어 유리처럼 투명성을 지닌 물질로 변한다. 포셀린은 치과 재료 중에서 가장 투명도가 좋고 심미적인 재료이며 한번 제작된 후에는 온도 변화에 안정적이어서 늘어나거나 줄어들지 않는다. 보통 치아 속에 금속성 보철물을 넣는다.

최근 들어 각광받는 임플란트는 턱뼈, 즉 악골에 직접 심어 자연치의 치근과 같은 역할을 하도록 고안된 치과 치료술이다.

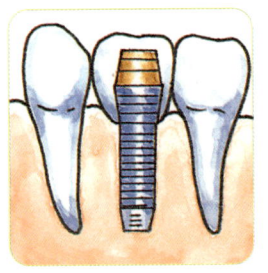

임플란트 치료법

앞에서도 설명했지만, 임플란트는 거듭된 연구 끝에 점차 임상적으로 안정성과 효용성을 인정받고 있지만, 다른 시술에 비해 값이 비싼 것이 흠이다.

이 외에도 발치된 치아의 양쪽 이에 다리처럼 걸어서 행하는 브리지도 많이 쓰이는 방법 중 하나다.

🩺 충치 치료를 위해 사용하는 재료

충치를 치료하는 대표적인 재료로는 아말감, 복합 레진, 금, 도자기 등이 있다.

이들 재료 중에서 가장 내구성이 좋은 것은 금으로 만드는 인레이(inlay)다.

• 금 인레이

금 인레이란 썩은 치아 부위를 입 밖에서 금으로 형태를 만들어서 그 자리에 붙여 넣는 것을 말한다. 치아를 수복하는 재료는 신체의 일부가 되기 때문에 독성이 없어야 함은 물론 입 안의 침, 음식물 등에 의해 부식이나 변색이 되지 않아야 한다.

금은 이러한 조건에 가장 적합하며 특히 치아의 손상 부위가 넓은 경우에는 씹는 힘을 많이 받기 때문에 잘 부러지지 않는 금으로 치료하는 것이 좋다.

치과에서 금을 많이 사용하는 이유는 금이 가지는 여러 가지 장점, 즉 인체에 무해하면서 수분이 있고, 입 안에서도 부식되지 않으며, 강도와 경도가 자연 치아와 유사하기 때문이다.

눈에 쉽게 띈다는 점에서 여자 환자의 경우 꺼려하기도 하지만, 금이 가지는 뛰어난 물리적 성질 때문에 널리 사용되고 있다.

＊ 금 인레이 ＊

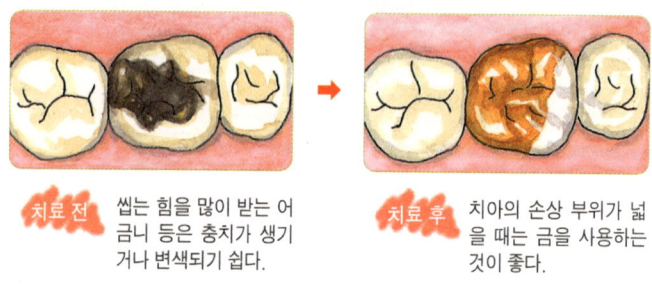

치료 전 씹는 힘을 많이 받는 어금니 등은 충치가 생기거나 변색되기 쉽다.

치료 후 치아의 손상 부위가 넓을 때는 금을 사용하는 것이 좋다.

• 레진 인레이

금 인레이와 유사한 강도를 가지면서 색으로 인한 심미적인 단점을 해소하는 치료 방법으로 우식 범위가 크면서도 눈에 띄는 부위의 치료에 적합하다.

　아말감이나 금 인레이로 치료받은 부위가 눈에 보여서 꺼리는 환자에게는 좋은 치료법이 될 수 있다.

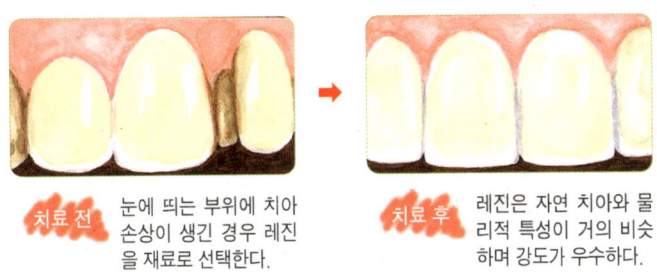

＊ 레진 인레이 ＊

치료 전 　눈에 띄는 부위에 치아 손상이 생긴 경우 레진을 재료로 선택한다.

치료 후 　레진은 자연 치아와 물리적 특성이 거의 비슷하며 강도가 우수하다.

- **아말감**

　아말감은 수은과 은의 혼합물이다. 이 재료는 보험 치료가 가능하며 치료비가 저렴한 반면에 잘 부러지며 오래가지 않는 단점이 있다.

- **복합 레진 충전**

　충치의 범위가 넓지 않거나 심미적인 면이 더 중요한 부위에 사용하는 치료로, 원래의 치아 색조에 맞게 선택된 강도가 높은 플라스틱류의 재료를 우식 부위 제거 후에 충전한다.

　당일 하루만에 치료가 끝나는 장점이 있지만 넓은 우식 부위에는 약한 강도와 재료의 수축성으로 인한 사용의 제약이 있다.

　또한 최근에는 복합 레진과 함께 도자기와 같은 재료를 이용하여 치아와 같은 색으로 치료할 수 있다.

　이 재료들은 심미적으로는 우수하나 어금니 부위에서는 부러지지 않도록 주의해야 한다. 아말감과 레진은 한 번의 치료로 가능한 경우가 대부분이나 금이나 도자기는 적어도 2~3회 정도 치과를 찾아야 한다.

단순한 충치인 경우에는 비교적 빠른 시간 내에 간단히 치료할 수 있으나, 신경이 침범되면 통증이 심할 뿐 아니라 치료도 복잡해진다.

해당 치아는 신경 치료를 한 다음 충치 부위를 복구하고 치아가 깨어지는 것을 막기 위해 금관으로 씌워 주어야 한다.

* 충치가 신경을 침범한 경우 *

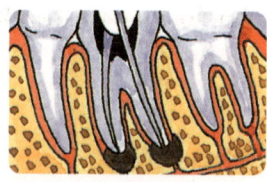

치근관의 길이를 결정하고 건강하지 않은 치수 제거와 함께 치근관을 청소하고 확장하여 모양을 다듬는다.

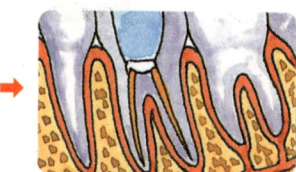

치근관을 채우고 봉한다.

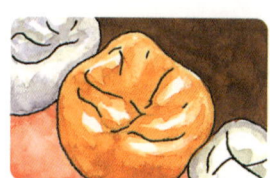

신경 치료 후 크라운을 씌워 부서짐을 방지한다.

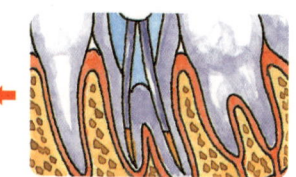

구조를 받치거나 복구제를 유지하기 위해 금속 기둥을 설치한다.

충치를 예방하려면

충치는 적기에 치료해 주는 것도 중요하지만 무엇보다도 예방이 중요하다. 다음과 같은 방법으로 구강 관리에 조금만 신경을 쓴다면 충치는 대부분 예방할 수 있다.

- 양치질

  충치를 예방하는 가장 기본적인 방법은 칫솔질로 이것의 기본 목적은 충치의 원인이 되는 음식물 찌꺼기와 치태(플라크)를 제거하는 것이다. 매 식사를 한 직후와 취침 전 하루에 4회씩 칫솔질을 하도록 한다. 칫솔질을 하는 요령은 다음과 같다.

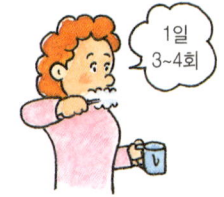

  - 칫솔로 원을 그리면서 모든 치아 면을 골고루 닦아 준다.
  - 유아는 태어나자마자 매일 깨끗이 소독된 거즈에 물을 묻혀 가볍게 입 안을 닦아 준다.
  - 생후 6~8개월 이후에는 젖니가 나기 시작하는데, 이때부터는 칫솔질을 병행해 준다.

  처음에는 아기가 치약을 삼킬 수 있으므로 치약 없이 칫솔질을 하거나, 삼켜도 자극적이고 해롭지 않은 어린이용 치약을 사용한다.

* 올바른 칫솔질 방향 *

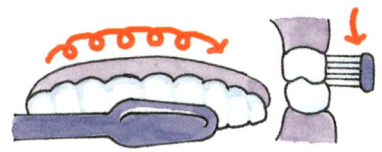

- 식이 조절

  충치는 설탕과 같은 당분이 가장 중요한 원인이기 때문에 충치를 예방하기 위해서는 당분의 섭취를 줄여야 한다.

  사탕, 초콜릿, 비스킷, 설탕, 청량음료 등을 피하고 야채나 과일 등과 같이 섬유질이 많은 음식을 섭취하도록 한다.

- **치면 열구 전색(sealing)**

  충치의 약 50%는 어금니의 씹는 면에서 발생한다. 어금니의 씹는 면은 눈으로는 쉽게 볼 수 없을 정도의 가느다란 틈새(열구)와 작은 구멍(소와)들이 있는데 이곳에는 치태(세균막)와 음식물 찌꺼기가 잘 끼고 칫솔질에 의해서도 잘 제거되지 않아 치아의 다른 표면에 비해 충치가 발생될 위험이 8배나 높다.

  치면 열구 전색 치료는 치과에서 할 수 있는 치료로서 다른 방법에 비해 예방 효과가 매우 높다.

  좁고 깊은 열구와 소와를 플라스틱 계통의 복합 레진으로 메워 세균이나 음식물 찌꺼기가 끼지 못하게 함으로써 충치가 생길 만한 틈을 미리 막아 주는 치료다. 치면 열구 전색 치료는 유치와 영구치 모두에 시행할 수 있는데 일반적으로 주된 연령층은 5세부터 영구 치열이 완성된 후 약 1~2년이 지난 때까지인 약 15세까지다. 특히 다음의 경우 치면 열구 전색 치료를 받으면 좋다.

  ― 새로 난 어금니를 지닌 10대 초반의 학생
  ― 충치의 발생률이 높은 학생
  ― 씹는 면에 소와, 열구가 깊은 치아를 가진 어린아이

- **불소**

  불소는 세균에 의해 형성된 산에 대하여 치아가 잘 견디도록 해주며 치아를 강하게 해주어 충치를 예방하는 작용을 한다. 수돗물의 불소화,

불소 겔, 불소 함유 치약, 불소 함유 비타민 등이 충치를 예방하는 목적으로 사용되고 있다.

• 수돗물의 불소화

수돗물을 불소화한다는 의미는 우리가 매일 마시는 수돗물에 몸에는 해롭지 않으면서 충치를 예방할 수 있는 농도의 불소를 주입하는 것이다. 이 방법은 가장 저렴한 비용으로 많은 사람에게 혜택을 줄 수 있다.

선진 각국에서는 이미 오래 전부터 이 방법을 시행하고 있으며, 국내 여러 지역에서 시범적으로 시행되어 좋은 충치 예방 효과를 얻은 바 있다. 최근에는 지방 자치 단체를 중심으로 수돗물 불소화 사업이 진행되고 있다.

• 불소 겔

겔 형태의 불소 사용은 작용 시간이 길고 치아 사이에 오랫동안 접촉할 수 있어 충치 예방 효과가 우수한 것으로 알려져 있다. 특히 교정 장치 주위에도 쉽게 오랫동안 도달할 수 있어 교정 환자의 충치 예방에 효과적이다.

만 2~3세부터 매년 치과에 내원하여 정기적으로 고농도의 불소를 치아에 발라 준다.

치면 열구 전색이 씹는 면의 충치를 예방하는 것이라면 불소 겔 도포는 편평한 면의 충치도 예방해 준다. 불소 겔 도포의 우식 예방 효과는 맹출된 지 오래된 치아보다는 맹출된 지 얼마 되지 않은 치아의 경우에 더 효과적이다.

• 불소 함유 비타민

유아의 1일 권장 필수 비타민 9가지와 불소가 함유된 제재를 출생 직후부터 복용하는 방법으로 충치 예방에 큰 효과를 나타낸다. 여기에는 뼈와 잇몸 형성에 중요한 비타민 A, C, D가 들어있어 영양 공급도 동시에 해준다.

4. 턱관절 장애

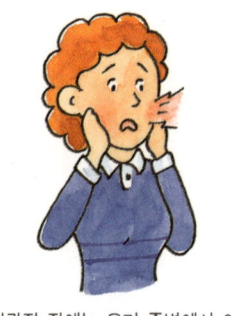

턱관절 장애는 우리 주변에서 어렵지 않게 만날 수 있는 증상이다.

우리의 주변에선 자신도 모르게 턱관절 장애를 앓고 있는 사람들을 어렵지 않게 만날 수 있다. 단지 자신이 턱관절에 심각한 장애를 안고 있다는 사실만을 모를 뿐이다.

턱관절 장애의 주요 증상은 턱관절 부위와 머리가 아프고, 귀 앞쪽 턱관절 부위에서 소리가 나며, 진행된 경우 입을 벌리기가 불편해지는 것이다.

장애가 진행되면 안면 근육과 목, 그리고 어깨를 둘러싼 근육에 통증을 동반한 신경 질환을 일으킬 뿐만 아니라 정신적으로 무기력해지기도 한다.

🔖 스트레스를 받은 저작 근육의 긴장이 원인

턱관절 장애는 50% 이상이 정신적 · 육체적 스트레스에서 기인한 저작 근육들의 긴장을 가장 큰 원인으로 꼽을 수 있다.

충치나 풍치 등으로 인한 치아의 조기 상실과 맞물림 이상, 목과 허리에 무리를 주는 나쁜 자세도 원인이 되지만 일상의 잘못된 습관도 주요 원인이다.

예를 들어 이를 간다거나 치아를 꽉 무는 습관, 질기거나 단단한 음식을 자주 먹거나 식사할 때 한쪽으로만 씹는 습관, 턱을 괴는 습관, 엎드려서 자거나 책을 읽는 습관 등이 그것이다.

이러한 현상은 바쁜 생활에 쫓기는 현대인에게 있어 턱관절 장애를 증가시키는 요인이 되는 것으로 알려져 있다. 따라서 정신적·육체적 스트레스를 많이 받는 주부나 수험생, 직장인에 많이 발생하며, 특히 10~20대 여성들에서 자주 관찰된다.

이러한 원인들로 인해 턱관절을 둘러싸고 있는 저작 근육들에 긴장과 근육통 및 턱관절 디스크의 병적인 형태 변화가 나타나며, 그 정도에 따라 다양한 치료가 시행될 수 있다.

🔬 약물과 물리 치료로 완치 가능

초기 단계의 턱관절 장애의 경우 약물 치료와 물리 치료로 거의 완치가 가능하다. 그러나 어느 정도 질환이 진행되어 턱관절 근육의 긴장과 관절 내의 디스크의 위치나 형태에 이상이 생기면 턱관절 교정 장치(스프린트)를 사용해야 되는 경우가 많다.

뿐만 아니라 질환이 진행되어 물렁뼈의 위치와 형태 이상이 더욱 심해지고 관절 내에 섬유화 등의 병변이 생기면 전신 마취를 한 다음 턱관절 디스크에 대한 수술이 필요할 수 있다.

이러한 턱관절 장애는 무엇보다 자가 치료의 중요성이 크며, 앞에서 언급한 생활 속의 여러 스트레스를 극복하려는 노력들과 나쁜 습관을 고치고 전문가의 도움을 받아 평소 턱관절에 무리가 가지 않도록 생활하려는 자세가 필요하다.

> **턱 관절 장애**
>
> 목이나 어깨에 통증이 오면 목 디스크라고 생각하는 경우가 많은데, 실제로 80% 이상은 주변 근육이나 인대 등에 문제가 생겨서 통증이 온다.
> 따라서 근육을 이완시키는 물리 치료나 운동 요법, 행동 수정 등의 턱관절 장애 치료법을 시행하면 통증이 사라지거나 줄어든다.

다음은 미국 캘리포니아 치과 대학의 솔버그 교수가 추천하는 턱 관절 장애와 구강 안면 통증을 검사하는 설문지이다. 이 설문지는 환자 스스로 자기의 문제점을 파악하는 데 도움이 된다. 제1부와 제2부에만 해당되는 환자는 모든 부문에 해당되는 환자보다 쉽게 또 효과적으로 치료할 수 있고 치료 후 결과도 좋다.

제1부 턱 기능 검사

1. 입을 벌리고 다물 때 턱 관절에서 소리가 나며 그것이 자신이나 다른 사람을 불편하게 합니까?
2. 턱이 잘 움직이지 않아 자유롭게 입을 벌리지 못합니까?
3. 입을 크게 벌리거나 씹을 때 통증이 있습니까?
4. 귀나 귀 앞 부위에 통증이 있습니까?
5. 얼굴, 뺨, 턱, 목구멍 또는 관자놀이에 통증이 있습니까?
6. 원하는 만큼 입을 벌리지 못합니까?
7. 자주 두통으로 고생합니까?
8. 식사를 많이 하고 난 후나 치과 치료 후 턱이 피곤하다고 느낍니까?
9. 아래 윗니가 불편하게 물린다고 느낍니까?

제2부 증상을 일으키는 습관이나 기타 요인

10. 밤중에 이를 가는 것을 느낀 적이 있습니까?

11. 아래 윗니를 꽉 물고 있는 버릇이 있습니까?

12. 아침에 일어날 때 턱이 불편하거나 두통이 있습니까?

13. 항상 한쪽으로만 음식을 씹습니까?

14. 턱에 외상이나 충격을 받은 적이 있습니까?

15. 습관적으로 껌을 씹거나 파이프 담배를 피십니까?

제3부 증상에 대한 행동 반응

16. 턱의 통증이나 불쾌감으로 잠을 설친 적이 있습니까?

17. 통증이나 불쾌감으로 일상생활이나 다른 행동에 제약을 받습니까?

18. 통증이나 불쾌감 때문에 약물 치료를 받거나 약을 드십니까(진통제, 근육 이완제, 항우울제)?

19. 통증이나 불쾌감으로 좌절감이나 우울함을 느낄 때가 있습니까?

제4부 치료 후 결과를 나쁘게 할 수 있는 전신적 요인

20. 다른 관절의 염증이나 통증으로 고통을 받습니까?

21. 신경성 위장 장애나 궤양으로 고통을 받습니까?

22. 변비나 장염으로 고통을 받습니까?

23. 등이나 목의 통증으로 고통을 받습니까?

24. 피부병이나 알레르기 증상으로 고통을 받습니까?

25. 턱의 근육이나 턱 관절의 이상으로 인해 치료받은 경험이 있습니까?

5. 타석증

타석증이란 침을 생산하는 기관인 침샘으로부터 입 안으로 연결된 부위에 석회 물질(타석)이 생겨 길을 가로막아 침이 침샘 밖으로 나가지 못해 생기는 질환이다.

🏥 타석증의 발생 및 증상

침에는 인산과 칼슘이 들어있어서 유기 물질을 중심으로 이러한 것들이 쌓여 침샘 부위에 타석을 형성할 수 있고, 또한 입 안에서는 치석이 될 수도 있다.

이러한 타석은 침샘 중 턱 밑 부분에 좌우 각각 하나씩 있는 악하선이라고 불리는 침샘에서 자주 발생하는데 이는 다른 침샘보다 칼슘 농도와 생산되는 침의 점도가 높고, 침샘과 입 안을 연결해주는 관이 급격히 꺾여 있어서 분비물의 저류가 쉽기 때문이다.

타석증으로 인한 불편감은 침이 많이 분비되는 조건, 즉 음식을 먹기 직전 혹은 레몬과 같이 신 음식을 먹거나 생각하는 것만으로도 침샘 부위가 붓고 아프기 시작한다.

여기에 덧붙여 구강 내의 상태가 청결하지 못한 경우에는 감염까지 이뤄져 급기야는 고름이 생길 수 있다.

🏥 타석증의 치료 방법

치료 방법으로는 우선 항생제 요법을 통해 부기를 가라앉힌 후 X-레이 및 침샘 조영술을 통해 타석의 위치가 확인되면 외과적 시술을 통해 타석을 제거하게 된다.

간혹 레몬즙과 같은 신 음식을 많이 먹게 함으로써 침의 분비를 촉진시켜 그 힘으로 타석이 나오도록 유도하는 방법도 사용하기는 하지만 자연적으로 타석이 배출될 확률은 적다.

6. 구강암

하루 40개비 흡연 땐 발생률 5배 증가

입 안에 암이 생긴다고 하면 생소하게 느끼는 사람들이 많다. 그러나 구강암은 남성에게 잘 걸리는 암 가운데 위암·폐암·간암·대장암에 이어 다섯 번째를 기록할 만큼 빈번하게 발생하는 질병이다. 구강은 입술 및 혀, 입천장, 잇몸, 볼 점막과 어금니의 뒷부분 점막을 포함한 입 속을 지칭하는 것으로, 구강암은 주로 40대 이후 남성들에게 많이 발생한다. 구강암 중에서는 혀에 생기는 설암이 가장 흔하고, 다음으로 구강저, 입천장, 볼 점막, 잇몸 등의 순으로 발생한다. 다른 암과 마찬가지로 암 발생 초기에는 별다른 증상이 없다는 점이 조기 치료를 막는 장애물이다. 그러나 입 안 점막이 허는 궤양이 생겨 경미한 자극에도 쉽게 피가 흐르는 증상이 10일 이상 지속되면 일단 구강암을 의심을 해봐야 한다. 만약 목의 림프절에 전이되었다면 목에 혹이 만져질 수도 있다.

불결한 구강 위생 상태가 원인

구강암의 발생 원인은 아직도 정확히 규명된 바 없다. 다만 흡연 및 음주, 만성적인 구강 점막의 염증이나 불결한 구강 위생 상태,

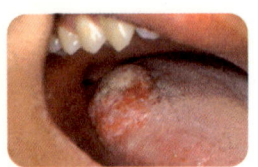
설암 환자의 입 안

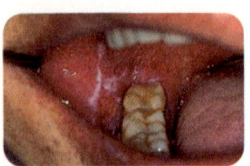
입 안으로 진행되기 전 증세인 백반증

음식·약물 등 화학물질 자극, 잘 맞지 않는 틀니나 날카로운 치아에 의한 압박성 궤양, 유전적인 요소를 강력한 원인 인자로 꼽는다. 구강 백반증이나 홍반증 중에서 일부는 암으로 이행하는 것으로 밝혀졌다. 특히 하루 40개비 이상의 담배를 피우는 사람은 그렇지 않은 사람보다 구강암에 걸릴 상대적 위험성이 5배나 높다.

다행히 구강 및 주위 조직은 노출된 장기이므로 시각 및 촉각으로 어느 정도 진단이 가능해 여타 암에 비해 쉽게 진단할 수 있다. 즉 평소에 관심을 조그만 기울이면 조기에 구강암을 발견할 수 있다. 이상한 점이 발견되면 즉시 전문의의 진단을 받아 치료를 받아야 한다. 조기에 치료하면 만족할 만한 결과를 얻을 수 있다. 그러나 현재 조기 진단율은 50%에 머물러 있다.

🩺 조기 진단과 예방이 중요

치료는 수술, 방사선 치료, 항암화학 요법 등이 있다. 조기에 진단만 하면 어떤 방법을 써도 완치율은 높은 편이다. 그러나 이미 상당히 진행된 암은 이 세 가지 요법을 복합적으로 시행하더라도 치료가 잘 되지 않는다. 따라서 모든 병이 다 그렇지만 구강암은 특히 조기 진단과 예방이 중요하다. 구강암 예방을 위해서는 담배를 끊고 음주량을 줄이는 것만으로도 상당한 효과가 있다. 또한 구강 내를 항상 청결하고 건강하게 유지하는 생활습관을 들여야 한다. 또한 구강 점막이 만성적인 자극을 받아 상처가 생기지 않도록 하는 것도 빼놓을 수 없는 예방법이다. 술, 담배를 즐기거나 가족 중에 암 환자가 있을 때, 궤양이 자주 생길 때는 40대 이후에 반드시 1년에 2회 정도 정기적인 구강 검사를 받는 것이 좋다.

Chapter 5

치아 심미 치료

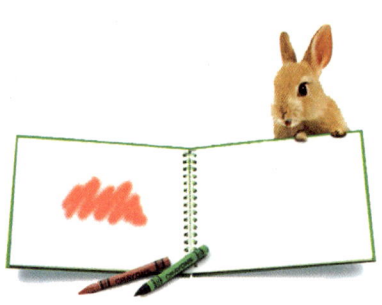

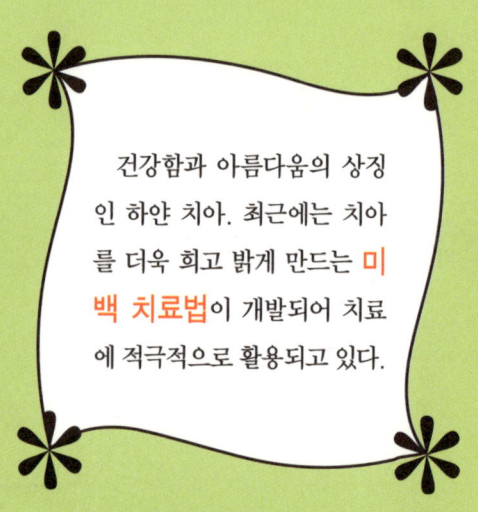

건강함과 아름다움의 상징
인 하얀 치아. 최근에는 치아
를 더욱 희고 밝게 만드는 **미
백 치료법**이 개발되어 치료
에 적극적으로 활용되고 있다.

1. 아름다운 치아를 원한다면

건강함과 아름다움의 상징인 하얀 치아. 최근 치아를 더욱 희고 밝게 만드는 미백 치료가 활발하다.

치아 변색은 대체로 기호식품 때문으로 커피 홍차 녹차 콜라 적포도주 우롱차 등 색소가 많이 함유된 음료를 장기간 섭취했을 경우 변색이 올 수 있다.

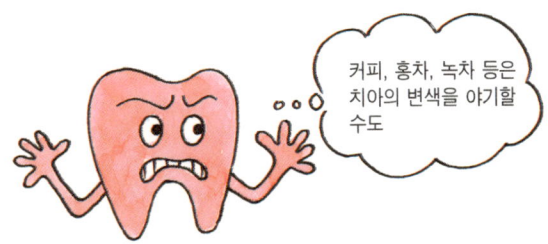

커피, 홍차, 녹차 등은 치아의 변색을 야기할 수도

변색을 막기 위해서는 양치질을 열심히 하고, 정기적으로 스케일링을 받는 것이 가장 좋다.

치료는 가정과 치과용 두 가지로 구분된다. 가정용 미백술은 치과에 가 먼저 본을 뜬 후 여기에 미백제를 바르고 매일 입 안에 끼고 자는 것으로, 치료 기간은 2주 정도 소요된다.

시중에 나와 있는 치아 미백용 치약을 사용하는 경우도 많은데, 장기간 사용하면 주재료인 과산화수소 때문에 잇몸이 상할 수도 있다.

보통 치과에서는 가정용 치료를 권하는 편이며, 변색이 심할 경우라면 치아에 미백제를 바르고, 레이저나 이보다 약한 플라스마 빔을 쏘이는 치료를 병행하고 있다. 치료 기간은 변색 상태에 따라

천차만별이다.

한편, 많은 사람들이 우려하는 것과는 달리 이를 빼거나 보철물을 장착하는 방법이 아니므로 치아에 나쁜 영향을 주지는 않는다. 간혹 찬 것에 민감해지는 부작용이 있을 수 있으나 일시적이다.

미백은 2~3년을 주기로 거듭하는 게 좋고, 변색이 심할 경우 치과 보철이나 성형술을 병행하며, 외상에 의한 부분 변색은 신경 치료 후 미백 치료를 시행한다.

2. 치아 미백

🩺 전문가 미백과 자가 미백

치아 미백은 흔히 치과에서 받는 전문가 미백과 자가 미백으로 구분할 수 있다.

전문가 미백은 치과에서 치과용 전문 미백제를 이용하여 하루만에 끝내는 미백 치료로, 바쁜 직장인이나 결혼을 앞둔 예비신부들이 가장 많이 찾는 방법이다. 치과에서 하루 20분씩 3회 정도 받는 프로그램으로 짧은 시간에 원하는 하얀 치아를 얻을 수 있다.

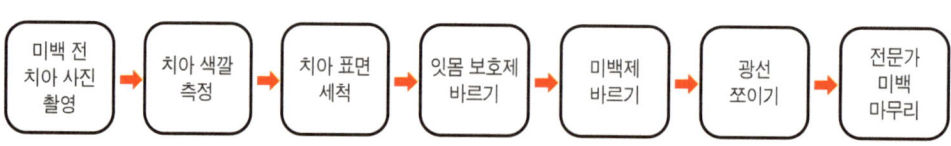

미백 전 치아 사진 촬영 → 치아 색깔 측정 → 치아 표면 세척 → 잇몸 보호제 바르기 → 미백제 바르기 → 광선 쪼이기 → 전문가 미백 마무리

반면 자가 미백은 집이나 사무실에서 직접 미백제를 사용하는 방

법으로 하루 중 일정 시간을 개개인에 맞추어 낮에 2시간 사용하는
방법과 밤에 잘 때 끼고 자는 방법이 있으며, 치료 기간은 착색의
정도에 따라 약 2~4주 정도 소요된다.

부분 치아 미백

치아 면에 생긴 부분적인 갈색 또는 검은색 반점을 전문가 미백
과 자가 미백을 같이 시행하여 제거하는 방법으로 교정 브래킷 제
거 후의 반점에도 효과적이다.

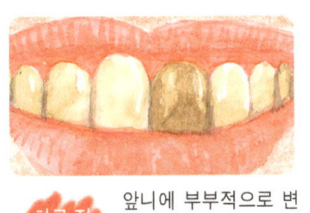
치료 전 앞니에 부분적으로 변
색이 진행되고 있다.

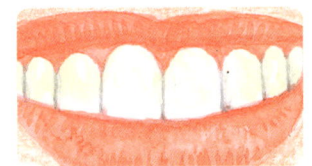
치료 후 미백을 통해 변색 부위
가 효과적으로 제거되
었다.

 미백 치료 전에 치과에서 해야 할 일

1. 사진을 찍고 검진을 한다.

미백 치료를 시작하기 전에 구강 검진과 치료 상담을 자세
히 하고 사진을 찍어 둔다. 치료 후 색깔이 어느 정도로 바뀌
었는지 비교해 보기 위해서다.

2. 색깔 기준표를 이용, 얼마나 바뀔지 예측한다.

치과에서 사용하는 치아 색깔의 기준표는 A1에서 D까지 여

러 단계로 구분되어 있는데 미백 시술을 통해 2단계 정도로 하얗게 된다. 색깔이 아주 짙은 경우에도 단숨에 하얗게 바뀔 것이라 기대하는 경우가 많은데 어느 정도로 이가 하얗게 될 수 있는지 예측할 수 있도록 상담을 충분히 받아야 한다.

3. 스케일링과 충치, 잇몸 치료를 미리 한다.

치아 미백술은 입 안이 깨끗하고 건강한 상태에서 해야 하므로 우선 스케일링을 한다. 또 이와 잇몸 사이에 팬 부분이 있다면 미백제가 닿아서 시릴 수 있으므로 미리 치료를 받는 것이 좋다.

충치나 잇몸 질환도 치료를 해 두어야 하며, 아말감으로 이를 때운 경우에는 다른 재료로 교체하는 것이 좋다. 아말감으로 치료한 곳에 미백제가 닿으면 변색될 수 있기 때문이다.

3. 심미 치과 치료

치과 치료 시 손상한 치아의 기능 회복과 더불어 아름다운 치아를 갖도록 하는 심미(審美) 치과 치료가 널리 적용되고 있다.

생활수준이 향상되고 사회 활동 인구가 많아지면서 치아의 모습이나 색깔이 이상하거나 충치 및 풍치 등으로 치아가 손상한 사람들이 심미 치과 치료를 해달라는 요구가 크게 늘고 있기 때문이다.

🩺 라미네이트

라미네이트는 치아를 얇게 삭제한 다음 인조 손톱 모양의 세라믹 박편을 만들어 넣는 것을 말한다.

＊ 라미네이트를 이용한 치료 방법 ＊

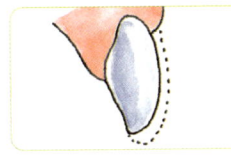
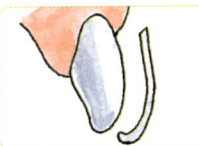
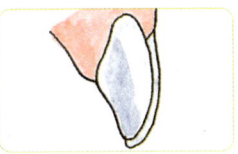

치아 표면을 최소한 삭제   라미네이트 베니어   치아에 레진 시멘트를 접착

라미네이트는 벌어진 부위가 그리 크지 않거나 앞니의 모양도 수정하고 싶은 경우처럼 치료 기간이 오래 걸리는 것을 원하지 않은 환자들에게 적당한 방법이다.

1주일 정도면 치료를 마무리할 수 있는데, 치아의 앞쪽 면을 아주 얇게 삭제한 후 치아와 똑 같은 색을 가진 보철물을 치아의 앞쪽 면에 붙이는 방법이다.

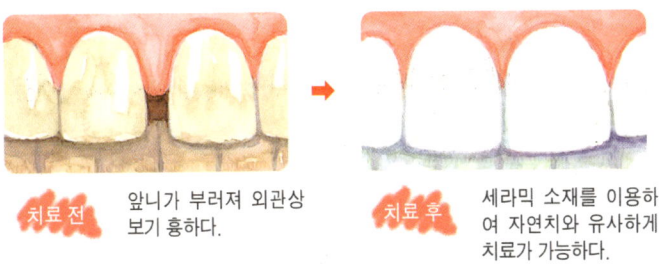

치료 전 앞니가 부러져 외관상 보기 흉하다.

치료 후 세라믹 소재를 이용하여 자연치와 유사하게 치료가 가능하다.

치아의 모양뿐 아니라 치아의 색을 보기 좋은 하얀색으로 바꾸는

데도 매우 효과적이다. 치아의 삭제량이 가장 적고 심미적인 치아 성형술로 주로 앞니에 사용하며, 치아 사이가 벌어져 있다든지 치아색이나 모양에 이상이 있는 경우, 그리고 충치가 있는 경우에 주로 사용한다. 또한 덧니가 있을 때라든지 치아 모양 이상, 그리고 치열에 이상이 있을 때는 돌출 부분만 라미네이트로 부분 교정을 하고 나머지 치아는 미백을 하여 부분 치열 교정과 미백을 한번에 해결할 수 있다.

급속 앞니 전체 교정 (엠프레스)

앞니가 조금 부러졌거나 충치에 이환된 경우 또는 심미적이지 못한 보철물을 가지고 있을 경우, 내면의 메탈 보강이 필요 없을 정도로 강도가 높고 색상 재현성이 뛰어난 전체 세라믹으로 자연치와 구분이 되지 않을 정도로 흡사한 완벽한 색상을 재현하여 치관(crown)을 제작하는 심미적 방법이다.

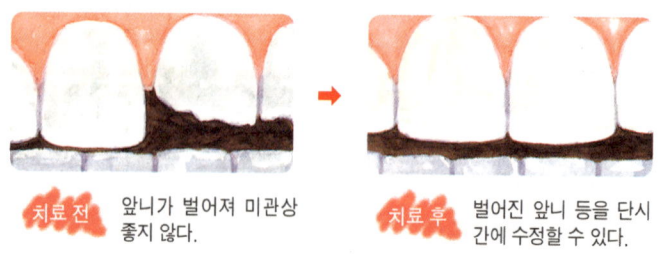

* 엠프레스(급속 앞니 전체 교정) *

치료 전   앞니가 벌어져 미관상 좋지 않다.

치료 후   벌어진 앞니 등을 단시간에 수정할 수 있다.

골드 세라믹

앞니 보철을 이용한 치료법으로 사용되는 재료 중 세라믹은 경도가 높아서 홈집이 잘 나지 않으며 색조의 안정성도 월등히 높다. 사용하는 세라믹 보철물은 속에 금속이 들어 있다. 초창기에 사용하던 세라믹 보철물 속에는 일반 금속이 들어 있었는데 이것은 시간이 흐르면서 녹이 슬어 잇몸 부위가 까맣게 변하는 단점이 있었다. 이 단점을 보완하기 위해 개발된 것이 골드 세라믹이다.

금은 녹이 슬지 않고 무독성이며 색상의 안정성이 뛰어난 장점이 있지만 세라믹과 결합이 되지 않아서 사용하지 못하다가 세라믹용 합금이 개발되면서 골드 세라믹을 많이 사용하게 되었다.

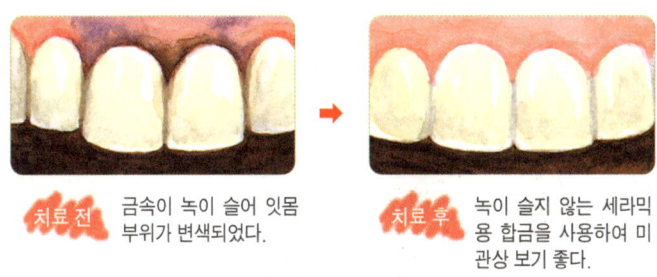

＊ 골드 세라믹을 이용한 치료 방법 ＊

치료 전 — 금속이 녹이 슬어 잇몸 부위가 변색되었다.

치료 후 — 녹이 슬지 않는 세라믹용 합금을 사용하여 미관상 보기 좋다.

레진 인레이 또는 세라믹 인레이

이 사이가 뜬다거나, 비정상적으로 뾰족한 치아를 가지고 있다거나, 일부 치아가 미세하게 깨진 경우 또는 예전의 보철물이 심미적이지 못한 경우, 즉 예전의 치아 수복물이 아말감이나 금니인 경우 색조의 부조화 때문에 많은 고민을 하게 된다.

이런 경우 레진 인레이나 세라믹 인레이를 하면 보기 좋은 치아 상태를 만들 수 있다. 금과는 달리 치아 색과 유사하게 치료를 할 수 있어 매우 심미적인 재료이며, 현재는 이러한 재료들의 강도 자체도 많이 개선되어 금이 쓰이는 대부분의 부위에 사용할 수 있다.

이에 레진이나 세라믹 등의 치아 색조를 가진 재료를 사용하여 살짝 부착해 주거나 씌워서 자연스런 색조를 가진 치열을 다시 형성해 준다.

치아 보석

아름다움을 추구하는 여성들이나 남성들은 얼굴뿐 아니라 치아에서의 아름다움과 멋에 대해서도 관심을 가지고 있다. 치아 보석 치료는 마취나 치아 삭제 같은 치아 손상 없이 인체에 전혀 무해한 크리스털을 치아 표면에 접착하는 방법으로, 아름다운 치아 장식과 더불어 더욱 더 환한 미소와 만족을 줄 수 있는 심미 치료이다.

* 치아 보석 *

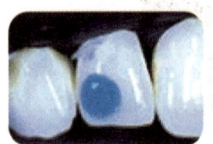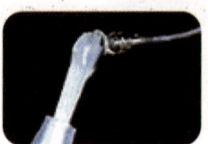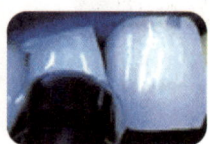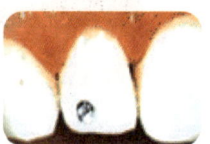

1단계 : 치아표면처리　　2단계 : 보석필면 처리　　3단계 : 강선으로 굳임　　4단계 : 종료

심미 치료 시 주의할 점

아름답고 건강한 치아를 위해서는 심미 치과 치료도 중요하지만 가장 먼저 해야 할 일은 치료에 앞서 치주 질환을 점검해 철저히 치료받는 것이다.

성인들은 치주 질환(일명 풍치)에 걸려 있어도 그것을 알지 못하고 지나치다 병을 키운 후에야 병원을 찾는 경우가 많다. 따라서 의심되는 증상이 생겼을 때 즉시 치과를 찾는 게 좋다.

4. 스케일링

음식물 섭취 후 치아에는 항상 음식물 찌꺼기가 남게 되는데 이를 제거하는 데 있어서는 올바른 칫솔질이 가장 좋은 방법이다.

치태를 완전히 제거해 주지 않으면 침에 들어 있는 여러 가지 화학적 물질과의 결합으로 인해 치아 면에 붙어서 딱딱하게 굳게 되는데, 이것이 바로 치석이다.

그러므로 적절한 칫솔질로 치아를 깨끗하게 유지하는 것이 최선의 치료이자 예방책이라 할 수 있다.

다시 말해, 입 안을 청결히 유지하기 위해서는 칫솔질과 치실을 사용하는 것은 기본이다. 그러나 어느 정도 시간이 지나면 칫솔질이 잘 안 된 치아 면에는 치석이 생기게 되며 치아 표면에 붙어 있는 치석, 니코틴이나 커피나 차에 의한 착색 등은 칫솔질만으로는 제거되지 않는다.

이들을 제거하고 치아 면을 청결한 상태로 유지시켜 충치나 잇몸 질환을 예방·치료하는 방법을 스케일링이라고 한다. 특히 잇몸 질환이 있을 때나 피가 나는 경우에는 반드시 스케일링을 받아야 한다.

흔히 치석 제거를 받으면 계속 받아야 하고 이가 약해진다고 잘못 이해하는 경우도 있으나, 이는 잘못 알려진 내용이다.

일단 치면에 붙어 있는 치석은 칫솔질만으로는 제거가 되지 않기 때문에 기계적으로 제거하는 시술을 받아야 한다. 치석 제거 후 일정 기간 동안 시린 느낌과 치아 사이가 비어 있는 듯한 느낌은 정상적인 치료와 치유 과정 중에 발생할 수 있는 현상이고 점차 완화되면서 정상적인 상태로 회복된다.

✻ 스케일링 치료 ✻

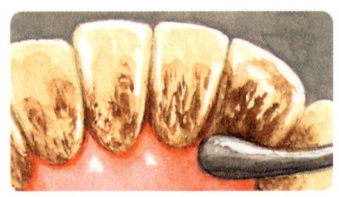 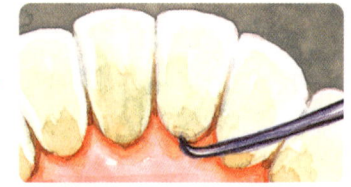

 치아 표면에 치석이 제거된 상태   치석 제거 후 건강해진 잇몸

　일반적으로는 3개월에서 6개월마다 한 번씩 치과에 와서 스케일링을 받는 것이 좋지만 사람마다 치석이나 착색이 형성되는 정도가 다르므로 치과의사와 상의해서 결정하는 것이 좋다.

　스케일링을 하고 나면 다음과 같은 증상들이 나타나지만 일시적으로 나타나는 정상적인 증상이므로 걱정할 필요가 없다.

　흔히 경험할 수 있는 증상을 살펴보면 다음과 같다.

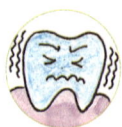 • 이가 시린 느낌

　　(치석 제거로 인한 일시적 감각으로 점차 회복되고 있는 증거)

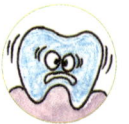 • 이가 흔들리는 느낌

　　(치석 제거로 인한 치아의 제자리 잡기)

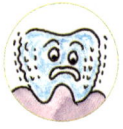 • 치료 중 이가 긁히는 소리가 나는 경우

　　(치석이 완전히 제거되는 단계)

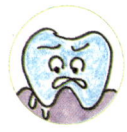

- 잇몸에서 피가 나는 경우
  (잇몸에 염증이 있었기 때문)

스케일링은 단순히 더러운 치아를 깨끗이 청소해 주는 미용술이 아니라 잇몸 질환의 예방을 위한 가장 기본적이고 아주 중요한 방법으로 이해하는 것이 적당하다.

5. 임플란트 틀니

경제성과 효율성 때문에 널리 쓰여

고령화 사회로 가면서 틀니의 수요가 크게 증가하고 있다. 이와 함께 틀니의 종류나 치료하는 방법도 매우 다양해졌다.

기존의 틀니는 가격이 저렴한 반면에 씹는 힘이 강하지 않아 저작력이 정상 치아의 15% 정도에 불과했다. 또한 틀니 자체가 잇몸에서 잘 빠져 불편함을 호소하는 경우가 많았다.

임플란트(인공 치아 이식술)가 시행되면서 이런 틀니의 단점을 완벽하게 해소하고 있지만 경제적 부담이 만만치 않아 한계가 있다.

이런 이유로 최근에 이 두 가지를 절충한 이른바 '똑딱이식 틀니'가 개발된 것은 상당히 고무적인 일이다.

이는 부분적으로 임플란트를 한 후 틀니를 끼워 고정시키는 방법을 말한다. 이 틀니의 장점은 우선 저작력이 정상인에 가까울 정도로 개선되었다는 것을 꼽을 수 있다. 또한 똑딱이식 틀니는 단 몇 개만 임플란트를 한 후 틀니로 교정하므로 경제적인 부담을 덜 수 있다.

　시술 과정은 다음과 같다. 일단 이가 없는 부위에 임플란트를 한다. 대개 위 잇몸에는 4개, 아래 잇몸에는 2개를 심는 게 보통이다. 위쪽 잇몸은 이를 지지하는 뼈가 약해 아래쪽 잇몸보다 많이 심어야 한다.

　시술 후 임플란트가 제대로 잇몸에 뿌리를 내리려면 위의 경우 6개월, 아래는 4개월 정도의 기간이 소요된다.

　이 수술을 거쳐 4~6개월이 지나면 이미 심어 놓은 임플란트에 보철물을 씌우는 시술을 한다. 이로써 모든 시술이 끝난다.

　똑딱이 틀니의 경우도 꼈다 뺐다를 반복하므로 불편한 점이 있긴 하지만 입 안에 확실히 고정되므로 씹는 힘이 기존의 틀니와는 비교가 안 될 정도로 탁월하다.

　예를 들어 기존의 틀니 사용자는 깍두기를 씹기가 어렵다고 호소하지만, 똑딱이식 틀니를 사용하면 이런 문제를 해소할 수 있다.

　그러나 기존 틀니에 만족하고 있는 사람까지 굳이 똑딱이식 틀니로 바꿀 필요는 없다. 다만 평소 틀니가 잘 빠져 불편을 겪는 사람에게 유용하다.

　치아가 없으면 이를 받쳐 주는 치조골이 쇠락하여 잇몸이 내려앉게 되므로 시간이 지날수록 틀니가 헐거워지며 잘 빠지게 마련이다.

　똑딱이 틀니의 경우 임플란트를 이용하여 치조골을 유지하여 주므로 헐거워질 염려는 없다. 하지만 이 경우에도 시술 후 관리가 무엇보다 중요하다.

　임플란트는 티타늄이 소재라서 충치가 생길 염려는 없지만 역시

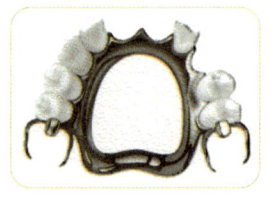

고령화 사회로 가면서 틀니의 수요가 크게 증가하고 있다.

음식물이 잇몸에 끼면 염증을 유발하며 임플란트 구조물이 약해질 수 있다. 따라서 평소 이를 닦을 때 세심한 주의를 기울여야 한다.

일반 칫솔 외에도 이빨 사이를 닦을 수 있는 치간 칫솔 등을 사용하여 구강 상태를 깨끗하게 유지해야 한다. 틀니의 경우도 전용 세정제나 치약 등으로 항상 청결하게 관리할 필요가 있다.

한편 당뇨병이나 심장 질환 등 전신 질환이 있는 경우에는 시술 시 지혈 작용에 문제가 생기거나 염증이 발생하는 등 부작용을 초래할 수 있으므로 반드시 전문의에게 상담을 받은 후 결정해야 한다.

Chapter 6

교정 치료에 관한 모든 것

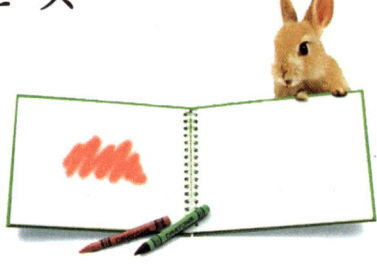

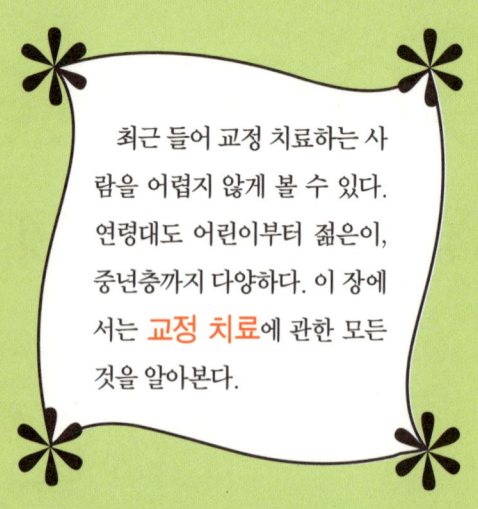

최근 들어 교정 치료하는 사
람을 어렵지 않게 볼 수 있다.
연령대도 어린이부터 젊은이,
중년층까지 다양하다. 이 장에
서는 교정 치료에 관한 모든
것을 알아본다.

1. 부정 교합

부정 교합이란 간단하게 말하면 정상 교합의 반대되는 개념이다. 정상 교합이라 함은 위, 아래의 치아가 긴밀히 물리는 경우를 말하는데, 대개 아래 어금니가 위쪽 어금니보다 살짝 앞쪽으로 나와 있는 것이 정상이며, 이 관계에서부터 치아들이 톱니바퀴처럼 맞물리는 관계가 형성된다.

하지만 치아가 정상 교합 관계라고 하더라도 얼굴의 외형상 입이 돌출 되어 있거나 너무 들어가 있는 경우 정상 범위에서 벗어난다고 할 수 있다. 즉 부정 교합이란 치아의 물림이 맞지 않아 심미적·기능적으로 문제가 되는 경우를 말한다.

부정 교합은 1급 부정 교합, 2급 부정 교합, 그리고 3급 부정 교합으로 분류되는데 대부분 다음과 같이 구분이 된다.

· 1급 부정 교합

어금니 관계는 1급(정상) 관계이지만 치아가 삐뚤삐뚤한 부정 교합을 말하며, 또한 어금니 관계는 1급(정상) 관계이나 치아 사이에 틈이 있는 부정 교합을 말한다.

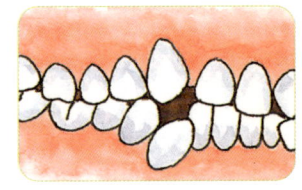

1급 부정 교합 사례

· 2급 부정 교합

2급 부정 교합은 아래 어금니가 위의 어금니보다 뒤쪽에 위치하는 부정 교합을 일컫는다. 이러한 경우 대개 위의 턱과 위 앞니가 아래턱과 아래 앞니보다 전방으로 돌출되어 있는 특징이 있다.

2급 부정 교합은 위턱의 성장이 과도하거나 아래턱의 성장이 부진한 경우 발생될 수 있으며, 두 가지가 동시에 일어나서 발생할 수도 있다.

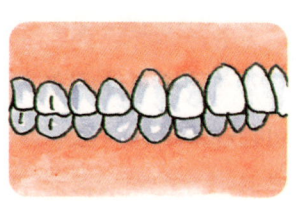
2급 부정 교합 사례

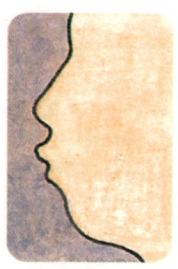
옆에서 본 모습

유전적인 요소가 있을 수 있으며, 예를 들어 어렸을 때 손가락을 빨았을 경우 더 심해질 수도 있다.

- 3급 부정 교합

3급 부정 교합은 아래 어금니가 위의 어금니에 비해 과도하게 전방에 위치한 부정 교합을 말한다.

이러한 경우 아래 앞니와 아래턱이 위의 앞니와 위턱보다 전방으로 돌출되어 있으며, 흔히 주걱턱이라고 한다.

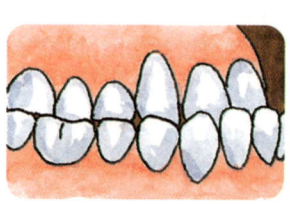
3급 부정 교합 사례

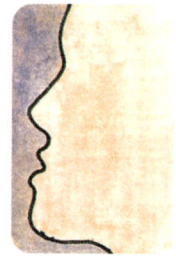
옆에서 본 모습

3급 부정 교합은 아래턱의 성장이 과도하거나 위턱의 성장이 부진한 경우 발생되며, 두 가지가 동시에 일어나서 발생할 수 있다.

(1) 부정 교합, 왜 문제인가?

일반적으로 원만한 대인관계는 사회생활에 큰 영향력을 미친다. 덧니나 돌출된 얼굴 모양, 벌어진 치아, 토끼 이처럼 길게 내려온 앞니, 주걱턱 등으로 고민하던 사람들이 부정 교합을 치료받고 활짝 웃을 수 있게 되고, 또한 그들의 사고가 긍정적으로 바뀌어서 삶이 보다 건전한 방향으로 바뀌기도 한다.

고르지 못한 치열은 심미적인 문제뿐만 아니라 여러 가지 구강 건강 문제도 일으킨다. 들쭉날쭉한 치아들로 인해 씹는 기능이 약해지고, 발음도 이상해지며, 잇몸병이나 충치, 입 냄새의 원인이 되기도 한다.

더욱이 부정 교합이 심할 땐 비대칭적인 안면 기형, 턱 관절 기능 장애 등을 합병하기 쉽다.

교정 치료의 시기와 기간은 부정 교합의 종류에 따라 다르다. 우선 정밀 검사를 통해 위·아래턱의 성장 발육 정도, 위·아래턱과 치아 사이의 부조화, 치열의 부조화 정도, 앞과 옆에서 보았을 때의 얼굴형과 입술선의 돌출 정도에 따라 다르게 분류된다.

이에 따라 각각의 치료 시기와 치료 기간도 달라진다. 교정 치료는 영구치가 어느 정도 교환이 되는 10~11세에 시작하는 것이 가장 적절하다.

다만 위·아래턱이 너무 많이 또는 적게 성장해 문제가 있는 경우에는 더 일찍 시작해야 한다.

치료 기간은 1년 6개월에서 2년 정도 걸리며 보통 한 달에 한 번씩 내원해 치료를 받게 되는데, 부정 교합의 정도에 따라 치료 기간이 더 길어질 수도 있다. 교정 장치는 상태에 따라 가철식 또는 고정식을 선택한다. 때로는 수술이 필요할 경우도 있다.

시대가 바뀌어 아이들만 교정을 하던 시대는 지나간 지 이미 오래다. 최근에는 금속 장치 외에도 치아 색깔과 비슷한 투명한 장치, 치아 안쪽에 부착해 남의 눈에 띄지 않는 설측 장치 등의 발달로 사회생활을 하는 성인들도 마음 편하게 교정 치료를 받을 수 있게 되었다.

(2) 부정 교합의 원인

부정 교합은 발육상의 문제를 가장 큰 원인으로 꼽을 수 있다. 부정 교합이나 악안면 영역의 기형은 대부분의 경우에서 몇몇의 병적인 결과가 아니라 정상 발육의 변형에 따른 결과이기 때문이다.

경우에 따라서는 어린 시절의 골절에 의한 2차적인 하악골의 부전이나 몇몇 유전적인 증후군을 수반하는 특징적인 부정 교합에서와 같이 원인이 명확한 경우도 있다.

이런 문제들의 대부분은 성장과 발육에 영향을 미치는 여러 인자들의 복잡한 상호 작용에 의한 결과이고 이것을 하나의 특징적인 원인으로 말하기는 어렵다.

모든 부정 교합의 정확한 원인을 말하기는 어렵지만 일반적으로 가능성과 치료가 필요할 때 고려해야 할 세 가지 범주가 있다.

크게 특정한 원인과 유전적 영향, 환경적 영향을 말하며, 일반적으로 부정 교합은 이 세 가지의 상호 작용을 통해 발생하게 된다.

💊 부정 교합의 특정 원인

부정 교합의 특정 원인은 다음과 같은 장애에서 원인을 찾을 수 있다.

• 태생기 발육의 장애

선천적으로 태생기의 발육 부전에 의해 부정 교합이 발생하게 된다.

• 골격 성장의 장애

분만 시 신생아의 하악골에 발생한 외상으로 부정 교합이 생기게 된다.

• 안면 근육의 비정상 기능

근육 조직은 상·하악골이 전·하방으로 정상적으로 성장하게 하는 연조직의 중요 성장 요인이기 때문에 운동신경의 손상 등의 결과로 근육이 위축되었을 때 악골 성장에 장애가 발생하게 되어 부정 교합이 생긴다.

• 치아 발육의 장애

선천적인 치아 결손이나 치아 형태의 기형, 또는 과잉치가 존재할 경우 부정 교합이 발생하게 된다.

• 치아 맹출의 장애

만 7~8세부터 12~14세의 혼합 치열기의 경우 과잉치나 딱딱해진 골조직, 그리고 단단해진 섬유성 치은은 맹출을 방해할 수 있다.

• 이소 맹출

잘못된 위치로 맹출되는 경우

• 유치의 조기 상실

유치의 조기 상실이 생기면 치열궁은 형태가 수축되어 공간의 폐쇄가 이루어져 영구치 맹출 공간의 부족을 야기하게 된다. 특히 제1 유구치나 유견치가 조기 상실되었을 경우 공간이 폐쇄되는 경향이 있다.

• 치아의 외상

치아의 외상은 세 가지 경우에 있어서 부정 교합을 일으킬 수 있다.

— 유치의 손상을 통한 영구치의 손상
— 유치의 조기 상실로 인한 영구치의 이동
— 영구치의 직접적 손상

🩺 유전적 영향

교정을 연구하는 의사들 사이에서 안모(顔貌)의 유전성은 명확하게 인식되어 왔으며, 특히 코의 경사, 악골의 형태 등에서 유전의 영향은 뚜렷이 나타난다.

유전적 경향에 의해 야기되는 부정 교합은 크게 두 가지 형태로 나타난다. 첫째는 치아 크기와 악골 크기 사이의 비율 이상으로 인한 크라우딩(치아의 배열이 삐뚤삐뚤해지는 상태)와 스페이싱(치아 사이사이의 공간이 벌어진 상태)이며, 둘째는 상·하악 골간의 크기와 형태 이상으로 인한 교합 이상을 들 수 있다.

유전에 의한 영향은 특히 하악 전돌증에서 강하게 나타나는데, 한 연구 보고에 의하면 정도가 심한 3급 부정 교합 어린이의 1/3에서 그 부모에서도 3급 부정 교합이 보이고, 약 1/6에선 그 형제에서도 3급 부정 교합이 있는 것으로 나타났다.

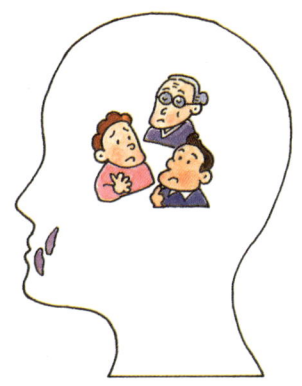

유전적 영향에 의한 부정 교합

🦷 환경적 영향

안모와 악골, 치아의 성장과 발육기의 환경이 생리적으로 큰 영향을 미친다. 따라서 악골과 치아의 활동에 의해 악골과 치아에 압력이 가해지고 이에 의해 악골의 성장과 치아 맹출에 영향을 끼칠 수 있다.

손가락 빨기 등의 습관도 부정 교합을 일으킨다. 대부분의 정상적인 어린아이는 손가락을 빠는 습관이 있는데, 오랜 기간 동안 손가락을 빨다보면 부정 교합을 유발할 수도 있다.

보통 유치열에 국한된 손가락 빨기는 장기간에 걸쳐서는 거의 영향을 주지 않지만, 이 습관이 영구치의 맹출 시기를 지나서까지 존재한다면 상악 전치 사이에는 공간이 생기게 되면서 뻐드렁니가 되고 하악 전치부는 설측으로 위치하여 상악치 열궁이 좁아지고 전방 개교합이 발생하게 된다.

어린아이가 엄지손가락이나 다른 손가락을 치아 사이에 넣었을 때 하악 전치에는 설측으로(혀 쪽으로), 상악 전치에는 순측으로(입술 쪽으로) 힘이 가해지게 된다.

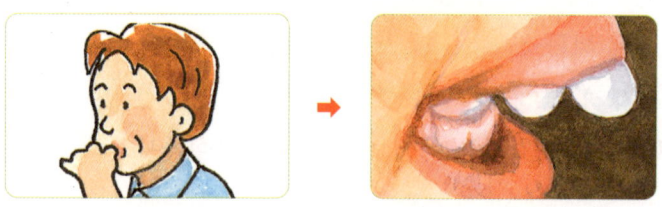

＊ 치아에 미치는 환경적 영향 ＊

치아의 성장과 발육기에 손가락 빨기 등의 습관은 부정 교합을 유발할 수 있다.

그 밖에 다른 많은 습관들도 부정 교합의 원인이 되고 있다. 예를 들어, 머리의 무게를 턱에 의지하는 잠자기 습관은 2급 부정 교합의 중요한 원인으로 생각되고 있다.

또한 안면의 비대칭은 항상 얼굴의 한쪽만을 기대어 잠을 자거나, 턱을 습관적으로 한쪽으로 괼 때도 생길 수 있다.

뿐만 아니라 어린아이가 혀를 내미는 습관이 있을 경우 전치부 개교를 유발할 수 있으며, 호흡 상태도 부정 교합에 영향을 미칠 수가 있다.

구호흡, 즉 주로 입을 통해 호흡을 하는 어린아이의 경우 얼굴 길이가 길어지고 구치부는 과맹출하게 되는 경우가 있다.

또한 하악골은 하후방으로 회전하게 되고 전방부에선 교합을 개방시키고 상악 치열궁을 좁아지게 할 수 있다.

이런 어린아이들은 편도선이 다른 아이들보다 비대하기 때문에 이비인후과를 자주 찾게 되는 경향이 있다.

2. 교정 치료

(1) 교정 치료 전에 거쳐야 할 과정

교정 치료를 시작하게 되면 여러 가지 교정 장치 및 재료들(브래킷, 고무줄, 스프링, 여러 종류의 교정용 철사 등)이 입 안에 장착되게 된다.

교정 치료 기간에는 치주 질환과 치아 우식증이 더 잘 발생할 수 있는 환경이 형성되게 된다. 따라서 교정 치료 전에 모든 충치 치료와 기초적인 치주 치료가 선행된다. 또한 교정 치료 전에 상태가 좋지 않은 사랑니도 같이 발치하면 좋다.

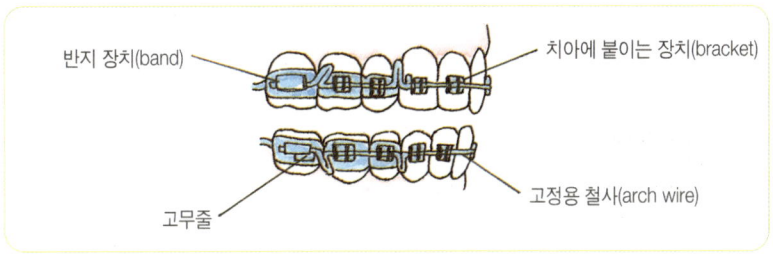

＊ 치아 교정에 사용되는 재료 ＊

반지 장치(band)
치아에 붙이는 장치(bracket)
고무줄
고정용 철사(arch wire)

(2) 교정 치료의 원리

교정 치료는 치아에 지속적인 힘을 가하여 치아를 둘러싼 골의 개조와 함께 치아의 이동이 일어나게 한다는 원리에 기초한다.

치아가 심어져 있는 치조골은 선택적으로 어느 부분은 흡수가 일어나고, 다른 부분은 첨가가 이루어지게 되는데, 즉 치아 이동은 반드시 치조와의 이동과 함께 부착 기구를 수반하는 치조골을 통해 일어나게 된다.

골의 반응은 치주 인대를 매개로 일어나기 때문에 치아 이동은 치주 인대의 현상이라고 할 수 있다. 또한 치아에 가해지는 힘은 치아로부터 어느 정도 떨어진 골에도 첨가와 흡수되는 양상을 보인다.

이와 같이 교정 치료에 대한 생물학적인 반응은 치주 인대뿐 아니라 치열에서 떨어진 성장 영역의 반응이 포함된다.

＊ 교정 치료의 과정 ＊

자료 검사
자료 검사 진단 및
치료 계획 수립

교정 치료를
위한
정밀 검사

치료 계획에
대한 상담

자료 검사
자료 검사 진단 및
치료 계획 수립

· 퀵스타트 교정 : 상담에서 장치
부착까지 하루에 가능
· 일반적인 교정 치료 : 전체 장치
의 장착에 2~3회 내원이 필요

교정 장치
장착

정기적인
내원 치료

교정 치료 종료
교정 장치 제거
유지 장치 장착

교정 치료를 받기 위해서는 몇 가지 거쳐야 될 과정이 있다.

🩺 검진 및 상담

교정 치료를 받기 위해서나 교정 치료에 대한 궁금증이 있을 때는 우선 병원에서 상담을 받아야 한다.

그때 자신의 교정적 문제뿐만 아니라, 교정 치료에 영향을 끼칠 수 있는 전신 건강 상태, 가족력, 외상의 유무, 치주 상태, 습관 등에 대해 검진이 이루어지게 된다.

🩺 진단 준비

X-ray 촬영, 구강 내·외 촬영, 치열 모형의 인상 채득, 악관절 검사 및 기타 진단 자료 등을 수집한다.

- X-ray 촬영

  얼굴, 치열, 개개 치아의 방사선 사진을 촬영한다. 성장기의 아동인 경우, 손목뼈와 목뼈의 방사선 사진을 가지고 신체의 성장 양상 유형을 판단하게 된다.

- 규격 사진 촬영

  얼굴 사진과 입 안의 치열 및 교합 상태를 사진으로 기록한다.

- 인상 채득(치아 모형 제작)

  입 안의 치열 상태를 보다 정밀하게 관찰하고 분석하기 위해 본을 뜬다.

🩺 최종 진단 및 상담

위에서 열거한 여러 검사 자료를 바탕으로 부정 교합의 원인과 현재의 문제점들을 분석하여 정확한 치료 계획을 세워 환자와 보호자에게 설명하게 된다.

환자의 가장 큰 문제점의 해결 방안, 예측 가능한 치료 결과, 치료 기간, 치료 중 사용하게 될 교정 장치의 종류, 그리고 치료 중 발생할 수 있는 부작용과 후유증, 이를 방지하기 위한 주의사항들도 아울러 설명해 준다.

(3) 교정 치료에 사용되는 장치들

교정 치료에 사용되는 장치는 크게 고정식 교정 장치와 가철성 교정 장치, 그리고 구외 장치로 나눌 수 있다.

🔧 고정식 교정 장치

고정식 교정 장치는 치아에 직접 부착하는 방식을 통해 교정력을 발휘하게 하는 장치이다. 브래킷이라고 불리는 장치가 바로 그것으로, 브래킷은 심미성, 물리학적인 특성, 그리고 원하는 치아의 움직임에 따라 여러 가지로 나뉘며, 그 종류에는 다음과 같은 것이 있다.

• 메탈 브래킷
지금까지 가장 많이 사용된 교정 장치이다.

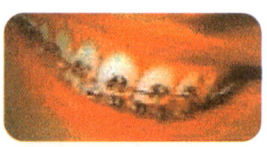
메탈 브래킷

• 세라믹 브래킷
치아 색상과 유사한 심미적인 장점이 있다.

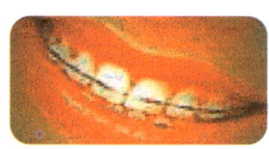
레진 또는 세라믹 브래킷

- 골드 브래킷

  물리적으로는 우수하지만 심미적 · 비용
적인 측면 때문에 많이 쓰이지 않는다.

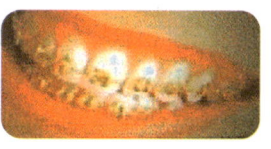
골드 브래킷

- 설측 브래킷

  치아 바깥에 붙이는 브래킷과 달리 치아
뒤쪽 혀와 치아 사이에 위치하는 브래킷 시
스템으로 심미적인 장점이 있다. 주로 직장
생활을 하는 성인들에게 적용된다.

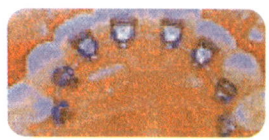
설측 브래킷

그 밖에 고정 장치로는 다음과 같은 종류가 있다.

- RPE(급속 구개 확장 장치)

  어린이나 성인에게서 상악골을 확장시키려고 할 때 사용되는 장치다.

- TPA(Trans Palatal Arch) & LA(Lingual Arch)

  교정 치료에서 원하지 않는 치아의 움직임을 억제시키고자 할 때 주
로 사용되는 장치로서 발치가 동반된 교정 치료에서 주로 쓰이는 장치
다.

  이 TPA 와 LA는 교정 영역에서 쓰이는 철사 중 가장 굵은 철사를 사
용하기 때문에 장착 후 일시적인 이물감이나 통증을 겪을 수 있다.

- 마이크로 임플란트

  최근에는 위의 단점을 보완하기 위해 마이크로 스크류 또는 마이크

로 임플란트를 사용하기도 한다.

🩺 가철성 교정 장치

가철성 교정 장치는 글자 그대로 장치의 착탈 방식이 자유롭다. 복잡한 사회생활을 하는 사람들에게는 유리한 측면이 있으나, 약하고 지속적인 힘을 발휘해야 효과적인 교정력이 발생한다는 측면에서 정교한 3차원적인 움직임은 고정식 교정 장치에 비해 떨어지게 된다. 주로 유치열기나 혼합 치열기 어린아이들의 교정 장치로 쓰인다.

✳ 가철성 교정 장치의 종류 ✳

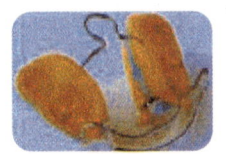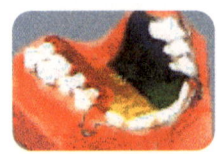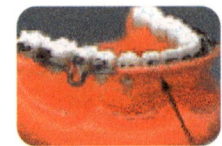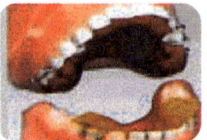

하루에 일정 시간 이상을 착용해야 하기 때문에 환자의 협조가 중요하다.

🩺 구외 장치

입 안에서 끼우게 되지만 장치의 대부분은 구강 바깥에 보이게 되는 장치이다.

주로 유치열기와 혼합 치열기 어린아이의 성장 조절 목적으로 또는 성인의 고정원 보강의 목적으로 사용되는데, 교정 영역에서는 비교적 강한 힘을 발생시킨다.

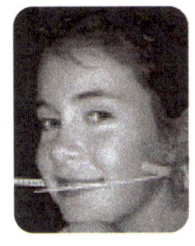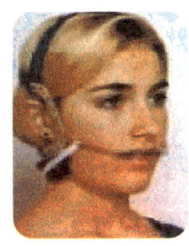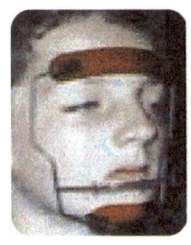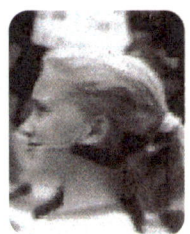

장치의 대부분이 얼굴 바깥으로 보이기 때문에 환자의 협조도가 떨어지는 경향이 있지만, 역설적으로 꼭 필요한 경우에 사용하는 장치인 만큼 하루 일정시간 이상의 장착 시간 확보가 반드시 필요하다.

헤드 기어와 페이스 마스크 등 몇 가지 종류가 있다.

(4) 교정 치료의 종류

👨‍⚕️ 설측 교정

설측 교정이란 치아의 앞면은 교정 장치를 전혀 장치를 붙이지 않고 교정 장치를 치아의 안쪽(혀쪽 또는 입천장쪽)에 붙여서 교정 치료를 하는 방법으로, 교정의 시기를 놓친 성인이나 직장인, 또는 외모에 신경을 써야 하는 사람들이 선택하면 좋은 장치다.

시술 방법의 발달로 치료 결과가 뒤떨어진다든지 하는 일은 거의 없으며 치료 기간도 비슷하다.

다만 초기에는 안쪽으로 교정 장치를 붙여야 하므로 혀에 이물감이 심하여 적응하는 기간이 필요하다. 또한 초기에는 발음도 잘 되

지 않아 어느 정도의 발음 연습도 필요하며 보통의 경우 4주 정도
가 지나면 잘 적응할 수 있다.

✳ 설측 브래킷을 착용하고 있는 모습 ✳

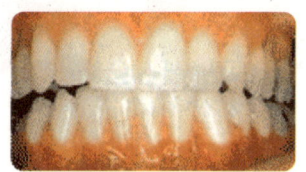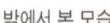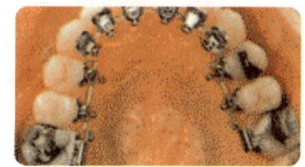

밖에서 본 모습   안에서 본 모습

연예인들은 거의 이 방법으로 교정 치료를 하고 교정 치료 도중
에도 연기 활동을 하는 경우가 많다. 그러므로 발음의 불편감은 일
시적인 현상이라고 보면 타당하다.

또 설측 교정은 고도의 기공 과정이 필요하며, 숙련된 교정 전문
의만이 시행할 수 있는 치료이다. 따라서 치료비 역시 일반 교정의
1.5~2배 정도 더 드는 단점이 있다.

1979년 일본의 후지타(Fujita) 교수는 미국 교정 학회지에 세계
최초로 설측 브래킷을 이용한 설측 교정 치료를 발표했다.

그 후 일본, 유럽, 미국에서 설측 브래킷을 이용한 교정 치료에
관심이 폭발적으로 증가했으나 적응 중의 제한과 만족할 만한 치
료 결과를 얻지 못하여 교정 치료의 일반적인 영역을 차지하지는
못했다.

그러나 여러 학자들의 노력으로 설측 브래킷의 개발, 간접 부착
술식의 개발, 치료 술식의 발전으로 현재 교정 영역에서 매우 비중
있는 위치를 차지하게 되었다.

설측 교정의 장점은 교정 치료 기간에 최상의 심미성을 유지한다는 것이다.

이러한 장점으로 인해 20~30대의 직장 여성들은 물론, 최근에는 중년의 여성들과 대인관계가 많은 젊은 남성들도 선호하고 있는 추세다.

또한 설측 교정에서 종종 발생할 수 있는 순측면의 탈석회화를 원천적으로 방지할 수 있을 뿐 아니라 설측면의 탈석회화도 순측면보다 상대적으로 적게 일어난다는 장점이 있다.

그러나 브래킷이 입술 안쪽과 혀 사이에 위치하기 때문에 초기에 일시적인 이물감과 발음에 불편함이 있을 수 있다.

수술 교정

수술 교정이란 악교정 수술이 동반되는 교정 치료를 의미한다. 즉 수술과 교정이 같이 이루어지는 치료를 말하는데, 그 이유는 다음과 같다.

아래턱이 많이 나온 주걱턱, 정반대로 아래턱이 안으로 많이 들어간 무턱, 정중선을 기준으로 좌우측이 차이가 나는 안면 비대칭, 입술이 많이 돌출된 양악 전돌증 등 이런 악안면의 성형적인 문제를 가진 사람들은 거의 윗니와 아랫니가 잘 맞지 않는 교합의 문제를 가지고 있다.

이런 문제의 해결을 위해서는 수술뿐 아니라 교정적인 접근이 필요한데, 수술로는 골격적, 연조직의 원하는 움직임을 해결하고 교정 치료로서 완전한 교합관계를 이루는 것이다.

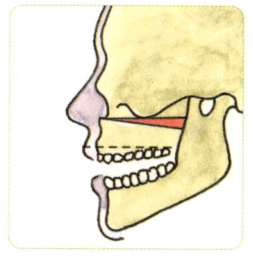

개교증 수술

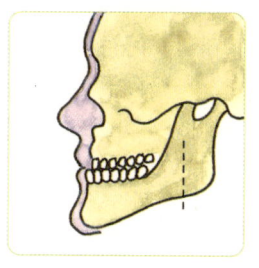

주걱턱 수술

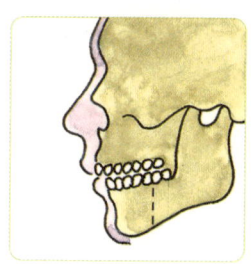

무턱 수술

이러한 일련의 과정에 있어서 중요한 점은 교정하는 의사와 수술하는 의사의 의사소통 시스템이다.

왜냐하면 보통 수술로 이동시킬 골격적인 이동량을 교정의사가 수술의사와 상의해서 결정하는 경우가 많기 때문에 교정을 시작할 때 교정의사와 상의해서 수술받을 병원과 의사를 결정하게 된다.

🏥 급속 교정

마이크로 스크류를 이용한 교정 치료로 뉴턴의 제3 법칙이라고 할 수 있다. 즉 작용·반작용의 물리학 법칙에서 아인슈타인의 상대성 원리만큼 유명한 이 원리는 교정 영역에 아주 광범위하게 적용되는 이론이라고 할 수 있다.

구강 안이라는 제한된 공간에서 원하는 치아 이동을 일으켜야 하기 때문에 치아를 원하는 위치로 이동하는 힘이 발생하게 되면(작용) 같은 힘의 크기이면서 정반대 방향의 힘이 발생하게 된다(반작용).

따라서 두 개의 치아가 같은 힘으로 정반대 방향으로 움직이게 되는 것이다.

이러한 현상들은 우리가 원하는 교정 이동인 경우도 있으나 실제로는 그렇지 않은 경우가 많다. 예를 들어, 양악 전돌증처럼 입이 튀어나온 환자의 경우 원하는 측모의 개선을 얻기 위해서는 전치부가 최대한 뒤로 이동해야 하고, 이를 위해서는 반작용으로 움직이는 구치부의 전방 이동이 최소화되어야 하는데, 보통 헤드 기어 등이 이 목적을 위해 사용된다.

이런 목적을 위한 구외 장치 사용은 환자의 절대적인 협조를 필요로 하게 되는데, 외견상 보이는 문제로 환자들은 많은 불편함을 감수해야 했던 것이 사실이다.

마이크로 스크류 또는 마이크로 임플란트라고도 불리는 치료 시스템이 교정 치료에 사용되는데, 이 시스템의 사용으로 구외 장치의 의존도를 줄일 수 있으며, 그 밖에 교정 치료의 부작용을 줄일 수 있는 매우 효율적인 시스템이다.

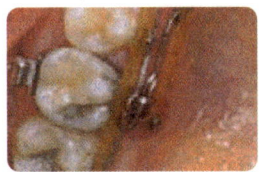
급속 교정

이 마이크로 스크류의 시술 과정은 간단한 국소 마취 후 10분 정도 소요되며, 수술 후 통증이나 이물감이 거의 없다.

💊 투명 교정

투명 교정 시스템을 처음 개발한 사람은 치과의사가 아닌 어렸을 때 교정 치료를 받은 경험이 있던 두 명의 여성이다.

직접 교정 치료를 받았던 그들은 '어떻게 하면 치아에 장치를 부착하지 않고 치료를 받을 수 있을까' 라는 오랜 고민 끝에 벤처회사를 차리고 기존의 교정 치료 개념을 뛰어넘는 획기적인 치료 시스템을 창안하게 된다.

이 시스템의 원리를 살펴보면 교정 치료를 받기 전의 초진 상태와 교정 치료 종료 후의 상태를 3D 스캔상의 프로그램을 이용, 개개 치아의 원하는 이동량을 20~30단계로 나눈다. 그 다음에 각 단계별로 치아 모형을 제작하여 치아 모형에 맞는 투명한 플라스틱 틀을 각 단계에 맞게 환자에게 장착하게 하여 치아의 이동을 가능하게 한다.

이러한 투명 교정 시스템은 여러 가지 장점이 있다.

확실한 심미성의 확보와 착탈식이기 때문에 성인 환자에게 여러 가지 편리함을 제공한다.

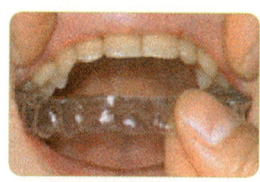

투명 교정

그러나 아직까지는 모든 경우에 이 투명 교정을 적용할 수 있는 것은 아니다.

이렇듯 적응증이 제한되어 있기 때문에 투명 교정 치료에 대한 진단과 치료 계획은 교정 전문의와 충분히 상의 후 치료하는 것이 좋다.

주로 전치부 사이사이에 공간이 있는 경우와 전치부가 삐뚤삐뚤한 경우 치료하는 경우가 많다.

투명 교정 장치는 치아 미백 시 사용하게 되는 미백 틀과 유사한 의료용 플라스틱 재료로 이루어져 있으며, 원칙적으로 식사 시간을 제외한 나머지 시간에 항상 장착하는 것이 좋다.

1. 교정 장치가 탈락하지 않도록 유의해야 한다

보통 치료 초기에 장치의 장착이 끝나면 3~4주에 한 번씩 치과에 내원하게 된다. 이 말은 다른 치료와 달리 치아 교정의 상당 부분이 병원 밖에서 이루어진다는 것을 의미한다.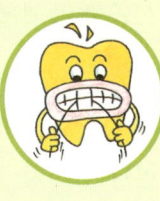

환자가 내원하게 되면 교정의사는 3~4주 동안 치아가 이동할 양과 이에 필요한 힘을 계산하여 교정력을 부여한다. 결국 환자가 일상적인 생활을 하는 동안 교정 치료가 이루어지는 것이다.

만약 다음 내원 전에 브래킷이 떨어져 버린다든지 혹은 밴드의 탈락, 철사가 빠져 버리면 기존 내원을 통해 부여 받았던 교정력이 상실될 가능성이 높다. 이는 실제로 교정 치료 기간이 늘어남을 의미한다.

따라서 교정 장치의 탈락, 특히 브래킷이 탈락한 경우에는 바로 병원을 찾는 것이 중요하며, 또한 구강 안에 장착된 장치들이 탈락하지 않도록 유의한다. 이는 평소의 식생활과 관련이 있다.

또한 캐러멜, 엿 등과 같은 당분이 많아 점도가 높은 음식들은 치아의 우식율을 높일 뿐만 아니라 장치의 탈락을 유발하기 쉽다. 그리고 오징어, 쥐포, 대구포와 같은 건어물들은 저작 패턴상 측방력을 유발하기가 쉬우므로 가급적 피하는 것이 좋다.

특히 앞니에 불필요한 힘을 주어서는 안 된다. 예를 들어 커다란 깍두기를 앞니로 강하게 베어 무는 것은 좋지 않다. 그리고 습관적으로 볼펜이나 손톱을 물거나 씹지 않도록 주의해야 한다. 왜냐하면 이러한 행위는 브래킷을 탈락시킬 뿐 아니라 원하지 않는 교정력을 유발시킬 가능성도 있기 때문이다.

2. 양치질을 더 꼼꼼하게 한다.

교정 치료 기간 중에는 여러 가지의 복잡한 장치들이 구강 안에 위치함에 따라 치아 우식증이나 치주 질환이 증가하는 환경에 놓이게 된다.

칫솔질이 중요한 의미를 차지하는 이유는 바로 이 때문인데, 별로 중요하게 보이진 않지만 칫솔질이 불량할 경우 환자의 교정 치료 종료 후 의사와 환자는 매우 당황스러운 결과를 직면할 수 있다.

따라서 언제, 어디에 있든 칫솔을 항상 소지하고 식사 후에는 항상 양치질을 해야 한다. 치실, 치간 칫솔, 교정용 칫솔 등 여러 보조 용구를 사용하면 훨씬 효율적인 칫솔질이 가능하다.

3. 세라믹 브래킷을 사용하고 있는 경우에는 입 안을 더 청결하게 유지해야 한다

심미적인 이유로 세라믹 브래킷을 사용하는 경우가 많은데, 세라믹 브래킷은 칫솔질이 효과적으로 이루어지지 않으면 색소 침착이 브래킷의 표면에 형성이 되기 때문에 더욱 주의해야 한다. 김치, 콜라, 커피 등을 섭취한 후에는 물로 헹구어 주거나 양치질을 해야 한다.

(5) 교정 치료가 끝난 후에는

치아를 치료한 후 일정 기간이 지나면 종종 원래의 배열 상태로 되돌아가려는 현상을 보게 된다. 이를 회귀 현상이라고 부르는데, 여기에 대해서는 다양한 견해가 있지만 주로 치주 인대의 회귀성에 기인한다고 보는 견해가 지배적이다.

이런 이유로 교정 치료 종료 후 유지 장치를 일정 기간 장착해야 하며, 교정 치료 종료 후 일정 기간마다 치료 병원에서 의사의 체크를 받아야 한다.

유지 장치의 착용 기간에 대해서는 한마디로 설명하긴 어려운데, 왜냐하면 그것은 부정 교합의 원인에 따라 회귀 현상의 정도가 다르기 때문이다.

특히 회귀 현상에 주의해야 할 경우를 예로 들면 수술 교정을 받은 경우, 개교 성향이 있는 경우와 치아 사이사이에 공간이 있어 교정 치료를 받은 경우, 그리고 치아 배열의 공간이 부족해서 발치를 한 후에는 회귀 현상에 특히 주의를 기울여야 한다.

유지 장치에는 고정성과 가철성 두 종류의 장치가 있다.

(6) 교정 후 통증이나 불편함이 느껴질 때

다른 영역의 의과적 치료와 마찬가지로 교정 치료 중에 통증이나 기타 여러 불편감이 생길 수 있다.

여기서 중요한 점은 이런 현상들이 원하는 치료 결과를 얻기 위해 일어날 수 있는 불가피한 과정인지, 아니면 바로 개선되거나 조치가 취해져야 할 사안인지를 구분하는 것이다.

환자 입장에서는 이를 구분하기가 쉽지 않기 때문에 혼란을 겪거나 아니면 자칫 의사에 대한 불신과 불만으로 이어지기 쉽기 때문에 충분한 사전 설명이 요구된다.

• 교정 치료 시작 시 브래킷을 붙이고 교정용 철사를 걸어 교정력을 주면 치주 인대에 영향을 미쳐 통증이 일어나게 된다. 개개인에 따라 통증의 정도와 기간이 다소 차이가 있을 수 있지만, 특별히 치료를 필요로 하는 상황은 아니며, 대체로 1~2주 후 적응 기간이 지나면 나아진다.

• 페이스 마스크나 헤드 기어, 급속 구개 확장 장치 등 교정 영역에서는 비교적 강한 힘을 발휘하는 장치들이 있다. 이들 장치 역시 장착 초기에 일시적인 불편함이 있을 수 있으나 치료 기간 중 별로 문제되지 않는다.

• 교정용 철사를 브래킷에 묶어 주는 가느다란 철사가 밖으로 삐져나와 입술을 찌를 때가 있다. 이럴 때는 손톱을 사용하여 안으로 눌러 주어도 되고 만약 여의치 않다면 교정용 왁스를 붙이는 것도 방법이

다.

• 교정용 철사의 어금니 뒷부분이 빠져 나와 뺨을 찔러 통증이 생기는 경우가 있다. 이럴 때는 교정용 왁스를 붙이고 가능하면 빨리 병원을 찾도록 한다.

• 교정 장치 종료 후 장착하게 되는 유지 장치를 끼웠을 때 통증이 생긴다면 유지 장치가 잘 맞지 않거나 불필요한 치아 이동을 야기하는 것을 의미한다. 따라서 곧바로 병원에서 유지 장치의 상태를 확인한 후 조정하거나 다시 제작해야 한다.

(7) 교정 치료 시 알아두어야 할 사항

비뚤어진 치아는 음식을 씹는 기능이 떨어져 소화기 계통의 질환을 유발할 수 있으며, 턱뼈의 이상 성장을 초래하거나 얼굴 모양에 변화가 생길 수도 있다. 또 치아와 잇몸을 깨끗하게 관리하기 힘들어 충치나 잇몸병도 잘 생긴다.

치아 교정은 씹는 기능 향상과 예쁘고 가지런한 치아와 얼굴 모양을 갖는다는 두 가지 목적이 있다. 치아 교정의 방법과 요령 등을 알아본다.

🦷 치료 대상

치아가 비뚤어진 상태(덧니, 뻐드렁니, 옹니, 치아 사이가 벌어진 경우, 과잉치)를 바로잡는 것은 물론, 턱 관절 기능 이상, 턱의 비대칭, 위턱 또는 아래턱이 너무 나온 상태, 윗 · 아랫니가 닿지 않는 경우 등이다. 이를 통틀어서 부정 교합이라고도 한다.

치아 교정은 단순히 가지런하게 해주는 경우보다 턱 교정까지 포함할 때가 많다.

🩺 치료 시기

치아 교정은 일반적으로 성장이 활발해지는 초등학교 3~4학년 정도가 가장 적당하다. 턱 교정은 여자 어린이는 11세 이전, 남자 어린이는 13세 이전이 바람직하다.

하지만 유전적 소인으로 인한 선천성 부정 골격은 만 6~7세 정도에 치료를 시작해야 한다.

어른들은 어린이들보다 치아를 이동하는 데 시간이 오래 걸린다. 하지만 교정 치료는 충분히 가능하며, 치료 효과가 어린이들보다 더 뛰어난 경우도 많다. 실제 교정 치료 환자 4명 중 1명은 어른이다.

🩺 치료 방법

치아와 입 모양을 건강하고 예쁘게 하는 교정 치료 방법은 개인에 따라 매우 다양하다. 범위를 넓히면 치아 또는 치열 교정, 턱 교정, 수술 교정으로 나눌 수 있다.

교정 장치도 환자의 상태에 따라 다양하게 사용된다. 주변에서 흔히 치열 교정기를 끼고 있는 모습을 보게 되는데, 이것이 가장 흔히 쓰이는 고정성 장치이다. 치아를 정밀하게 이동시키기 위해 치아 표면에 '브래킷'이라고 하는 고정물을 부착한 뒤, 강철 철사로 연결하는 것이다. 브래킷은 금속 이 외에 플라스틱, 세라믹 등이 재료로 쓰인다.

치아의 바깥에 부착하는 것이 보기에 흉하다는 이유로 치아 안쪽에 부착하는 방법, 즉 설측 브래킷도 있다. 다만 설측 브래킷은 누구나 다 할 수 있는 것은 아니며, 비용도 비싸다는 단점이 있다.

고정성 장치 외에 환자가 끼웠다 뺐다 할 수 있는 가철성 장치, 성장기 어린이들의 턱뼈 부조화를 개선하기 위한 악정형 장치 등이 있다.

치열을 교정할 때에 경우에 따라서는 치아를 뽑고 할 수도 있다. 이는 치아 상태에 따라 다르다.

치료 기간

치아 교정 치료 기간은 보통 2년 정도 걸린다. 벌어진 앞니의 틈을 없애 주는 것처럼 비교적 간단한 치료는 3개월이면 되지만, 전체 치아를 교정하려면 2년 이상 소요된다. 최장 3년이 걸릴 수도 있다.

치료를 마무리한 다음에도 치료 결과를 유지하려면 1년에 두세 번 정도는 치과를 찾아야 한다.

(8) 10일 만에 끝내는 속성 치료

치열 교정의 단점은 2년씩 교정 장치를 끼고 있어야 하는 번거로움이다. 이 때문에 직장생활 등 대인관계에 신경을 써야 할 성인들에게 기존의 교정 치료는 현실적인 치열 개선책이 못된 게 사실이

라미네이트

치아를 얇게 삭제한 다음 인조 손톱 모양의 세라믹 박편을 만들어 붙이는 것이다. 이는 치아의 삭제량이 가장 적고 심미적인 치아 성형술이다.

주로 앞니에 사용하며 치아 사이기 벌어져 있다든가 치아 색이나 모양에 이상이 있는 경우, 그리고 충치가 있는 경우에 주로 사용한다.

다. 그러나 인공 치아 재료인 라미네이트를 이용, 교정 치료를 10일 만에 끝내는 초단기 치아 교정술이 개발되어 시행되고 있다. 이 치료법의 핵심은 라미네이트라는 치과용 재료다.

라미네이트는 통상 치아 사이에 벌어진 간격을 메우거나, 치아가 깨졌을 경우 등에 사용되는 도자기 계열의 치과 소재이다. 속성 교정은 이 재료를 확대 이용하는 것이다.

덧니 등 치아 1~2개 또는 여러 개가 삐뚤어진 사람에게 적절한 모양의 치아 배열이 이뤄지도록 라미네이트를 디자인해서 해당 치아 위에 붙이는 방법으로 일종의 치아 미장 공사인 셈이다.

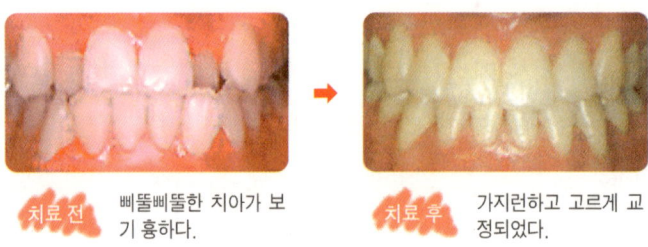

＊ 라미네이트를 이용한 치아 교정 ＊

치료 전   삐뚤삐뚤한 치아가 보기 흉하다.

치료 후   가지런하고 고르게 교정되었다.

자신의 얼굴과 잘 어울리는 치아의 색깔과 형태를 디자인할 수 있는 장점도 있다. 치료 기간은 2~3회 치과 방문에 10일이면 끝날 수 있다.

단, 성장기인 18세 이하의 학생이나 턱의 심한 부조화로 인해 생긴 치열의 불균형은 이 치료법을 적용할 수 없다.

자녀의 예쁜 얼굴을 위한 치과 상식 다섯 가지

자녀들의 예쁜 얼굴을 위해 부모들이 꼭 알아야 할 치과 상식 다섯 가지를 소개한다.

- 부모들이 자녀들의 턱뼈 이상 성장을 쉽게 알 수 있는 방법은 위 앞니와 아래 앞니가 서로 반대로 물리거나, 아래 앞니가 입천장에 닿을 때이다. 이럴 경우 교정과 전문의에게 진료를 받아 이상 유무를 확인해야 한다.

- 부모나 친척 중에 주걱턱이나 위턱이 튀어나온 사람이 있으면 자녀들도 그럴 경향이 높다. 턱뼈의 크기는 유전되는 경향이 많기 때문에 더 관심을 기울일 필요가 있다.

- 턱관절의 이상 성장은 유전뿐 아니라 환경적인 요인으로도 생긴다. 가장 흔한 요인 중의 하나가 편도선 비대나 아데노이드 이상, 축농증과 같은 이비인후과적 질환이다. 아이들이 코로 자연스럽게 숨을 쉬지 못하면 입을 벌리는 구호흡(口呼吸)을 하게 되는데, 이를 방치하면 위턱과 아래턱의 이상 성장을 초래할 수 있다. 자녀들이 만성적인 이비인후과 질환 치료를 받았다면 턱뼈의 이상 성장 검사를 받아 보는 것이 좋다.

- 자녀들이 평소 턱을 손으로 괸다거나, 한쪽으로 팔베개를 하고 잘 때, 또는 한쪽 방향으로만 음식을 씹는 습관이 있으면 어릴 때 바로잡아 주어야 한다.

- 어린이들이 잠잘 때 침대에서 떨어지거나 놀다가 자신도 모르게 충격을 받아 턱뼈에 손상을 받는 경우 턱뼈의 이상 성장이 생길 수 있다.

3. 주걱턱 치료

치아 교정이라고 하면 치열만 가지런하고 예쁘게 만들면 된다고 생각한다. 물론 덧니나 사이가 벌어진 치아 등은 배열만 가지런히 하면 교정할 수 있다.

하지만 상당수의 치아 교정은 턱과 관련되어 있다. 치아의 배열뿐 아니라 주걱턱, 위턱의 돌출, 왜소한 턱, 비대칭 얼굴 등의 교정이 치아 교정과 맞물려 있는 경우가 많기 때문이다. 치아 교정은 넓은 의미로 턱, 얼굴 모양과 밀접한 관계를 갖고 있다.

주걱턱은 아래턱 성장이 과도하거나, 위턱 성장이 부진해서 생긴다. 아래턱이 위턱보다 앞으로 나오면 아랫니가 윗니를 덮는 반대교합이 생기며, 외관상은 물론 음식을 씹는 기능에도 문제가 생긴다. 치료는 환자의 아래와 위턱 발육 상태를 분석한 후 시행한다.

✳ 주걱 턱 교정 ✳

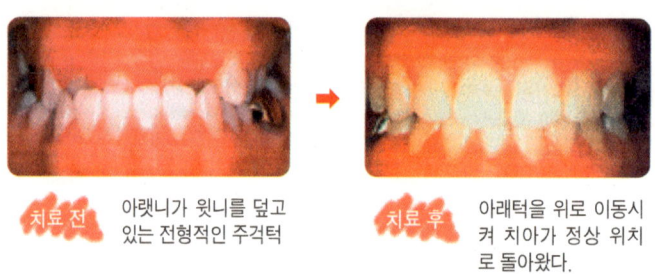

치료 전 아랫니가 윗니를 덮고 있는 전형적인 주걱턱

치료 후 아래턱을 위로 이동시켜 치아가 정상 위치로 돌아왔다.

아래턱이 많이 성장한 어린이는 '친캡' 장치로 성장의 방향을 조절한다. 위턱의 발육이 부진해 초래된 주걱턱의 경우에는 위턱의 성장을 촉진하는 페이스 마스크 장치를 사용한다. 하루 4~12시간씩 1년 정도 장착하면 치료 효과가 나타난다.

위턱이 돌출된 경우, 헤드 기어 장치를 사용해 성장을 억제하며, 반대로 아래턱 성장이 부진한 어린이는 아래턱 성장을 촉진하는 악 기능 장치를 장착한다.

얼굴의 비대칭은 선천적인 원인이나, 아래턱 손상에 의해 성장에 차이가 생겨 발생한다. 어린 시절에는 눈에 잘 띄지 않다가 사춘기 이후에 뚜렷해지므로 치료 시기가 중요하다.

아주 심한 경우나 사춘기 이후에 발견된 경우라면 교정 치료와 수술 치료를 병행해야 하는 경우가 많다.

4. 사례로 알아보는 치아 교정

🦷 입술이 튀어나온 경우

약간의 덧니가 있거나 비교적 치열이 고른 반면, 앞니가 모두 앞쪽으로 위치하고 있기 때문에 입술이 많이 나와 보이는 외모로, 비교적 우리나라 사람에서 많은 경우이다.

* 입술이 튀어나온 경우 아 교정 *

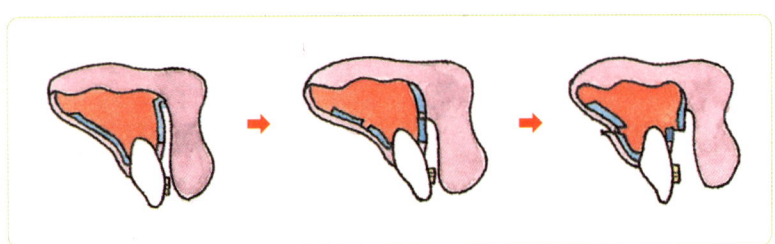

이 경우 치료는 튀어나온 입술을 들어가게 하기 위해 발치를 한 후 발치한 공간만큼 위, 아래 앞니를 교정력을 이용하여 뒤로 이동시키면 입술도 치아를 따라 들어가게 된다.

입술의 이동량은 연조직의 두께나 근육의 힘 등에 따라 사람마다 차이가 나지만 돌출된 입술이 들어감에 따라 상대적으로 코도 높아 보이게 되며, 외모에 대한 전체적인 이미지 또한 많이 개선이 된다.

💊 심한 덧니가 있는 경우

치아의 크기에 비해 악골의 크기가 작거나 영구치 교환 전 유치를 조기에 뺀 경우 덧니가 나게 된다. 약간의 덧니는 뽑지 않고 악궁(턱활뼈)을 조금 확장시키거나 치아의 가장 바깥층을 살짝 삭제하여 치료한다.

그러나 덧니가 심한 경우는 치아가 고르게 배열될 공간 확보를 위해 치아의 발거가 필요하다.

💊 치아 사이가 벌어진 경우

덧니와는 반대로 치아의 크기가 작거나, 선천적으로 치아의 개수가 모자랄 때 치아 사이가 벌어지게 된다. 간혹 나이가 들어감에 따라 잇몸 상태가 나빠지게 되면 치아 사이의 공간이 점점 커지는 경우도 있다.

치료는 교정력을 이용하여 치아 사이의 공간을 폐쇄하며, 치료 후 다시 공간이 생기는 것을 방지하기 위해 영구적인 보정 장치를 장착하게 된다.

앞니끼리 서로 맞물리지 않는 경우

개방 교합이라고 하는 이런 형태의 부정 교합은 보통 골격이 원인이 되거나 치열이나 습관에 의해 생길 수 있다. 골격 때문에 발생하는 개방 교합은 턱뼈 수술을 필요로 하는 경우도 있으며, 그 외 습관 혹은 치열에 의해 야기된 개방 교합의 경우 교정 치료만으로 해결될 수도 있다.

앞니가 너무 깊게 물릴 경우

개방 교합과는 반대로 윗니가 아랫니를 거의 다 가릴 정도로 깊게 물리는 경우에는 나이에 따라 치료법을 달리할 수 있다.

성장기의 환자는 가철식 장치를 이용하여 치료가 가능하기도 하지만, 성인에서는 대부분 고정식 장치를 이용하여 앞니를 함입시켜 치료한다.

윗니가 앞으로 많이 나온 경우

아랫니에 비해 윗니가 앞으로 많이 나온 경우 원인에 따라 아래턱의 성장을 유도하거나 윗니를 후방 이동시켜 치료한다.

아래턱이 앞으로 나온 경우

아직 성장이 남아 있는 주걱턱 환자의 경우에는 성장을 이용하여 아래턱의 성장을 억제하고, 위턱의 성장을 유도하는 치료를 한다. 이런 경우 치료에 대한 반응은 남아 있는 성장량에 따라 차이가 있을 수 있다.

반면, 성인의 경우에는 성장을 이용한 치료는 불가능하다. 대신 증상의 정도에 따라 교정 치료만으로 해결이 가능한 경우도 있고 그렇지 않은 경우 턱 수술을 해야 할 때도 있다.

Chapter 7

치과 질환에 관한 Q & A

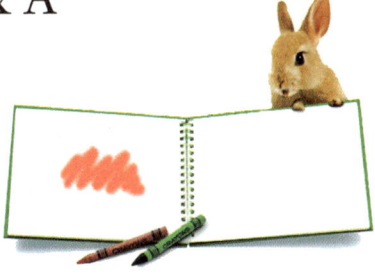

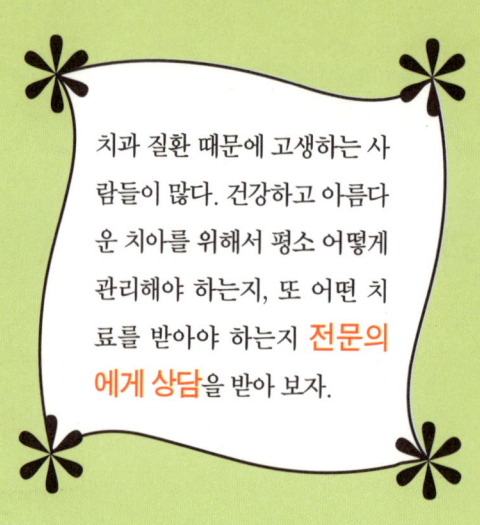

치과 질환 때문에 고생하는 사
람들이 많다. 건강하고 아름다
운 치아를 위해서 평소 어떻게
관리해야 하는지, 또 어떤 치
료를 받아야 하는지 전문의
에게 상담을 받아 보자.

1. 임신 중인데

Q 임신 중에 커피를 마시면 아기의 치아나 뼈의 형성이 나빠진다는데, 사실인가요?

A 커피나 탄산음료에 함유되어 있는 카페인은 뼈나 이의 주성분인 칼슘의 대사에 영향을 줄 수 있습니다. 실험용 쥐를 사용하여 카페인을 투여하는 실험을 해봤더니 소변이나 대변에 배설되는 칼슘의 양이 증가하는 결과를 보였습니다. 더구나 임신 중에는 카페인의 대사가 늦어지기 때문에 카페인이 체내에 오래 머무르면 태아의 뼈나 치아의 형성에 영향을 주는 것으로 판명되었습니다. 따라서 임신 중에는 커피를 줄이는 것이 현명하다고 하겠습니다.

Q 임신 중 이를 치료할 때 엑스선 사진을 찍어도 괜찮은지 궁금합니다.

A 임신 초기에는 태아의 엑스선에 대한 감수성이 매우 높게 나타납니다. 태아의 피폭 위험은 착상 전기(수정 후 약 9일), 기관 형성기(수정 후 약2~8주), 태아기(수정 후 8주 이후) 등의 각 단계마다 다르며, 방사선 장애로서는 기형, 정신발달 지체, 발암 등이 있습니다.

그러나 기본적으로 치과 영역에서 사용하고 있는 엑스선

촬영으로는 태아에 직접적인 영향을 미치는 일은 없고, 위험도라는 측면에서 보아도 상당히 낮습니다. 따라서 현재 치과병원에서 가장 많이 사용하고 있는 치과용 엑스선 사진 촬영은 방호 에이프런을 입고 촬영하는 것이라면 별 문제가 없다고 봐도 좋을 것입니다. 무턱대고 엑스선을 무서워하여 엑스선 사진을 촬영하지 않고 치료를 하게 되면, 정확한 진단 및 치료가 어려워지는 경우도 많습니다. 일단 치료받기 전에 자신의 임신 여부 혹은 임신 몇 주째인지 알리는 것이 좋습니다.

Q 지금 임신 3개월인 주부입니다. 결혼 전에 충치 치료를 받지 못했는데 우연히 충치나 치주병은 유전된다고 들었습니다. 정말인지 궁금합니다.

A 이의 모양이나 치열 등에는 유전적인 요소가 나타난다고 할 수 있습니다. 그러나 충치나 치주병은 당뇨병이나 고혈압 등의 성인병과 마찬가지로 생활습관에 크게 좌우됩니다. 예를 들면 맏이가 충치가 많았기 때문에, 둘째 아이의 간식과 칫솔질에 주의를 했더니 충치가 생기지 않았다는 가정이 있습니다. 만약 유전에 의해 충치나 치주병의 발생률이 결정된다면 형제 모두에게 충치가 많았을 것입니다. 충치나 치주병을 예방하기 위해서는 유전적인 요인보다도 식생활이나 구강 청소 등 생활습관을 점검해 보는 게 가장 중요합니다.

2. 생활습관과 치아와의 관계

Q. 딱딱한 것을 자주 먹으면 턱이 커진다는데 사실인지 알고 싶습니다.

A. 근래 아이들을 둘러싼 환경이 크게 변하고 있으며, 식생활도 점점 서구화되는 쪽으로 변화하여 고단백 고지방질 식품이 넘쳐나고 있습니다. 그 결과 부드러운 식품을 즐겨 먹게 되어 저작 횟수가 줄어들었으며, 또 갈수록 씹을 힘을 필요로 하지 않게 되었습니다. 약 10년 전부터 아이들이 딱딱한 음식을 잘 못 먹거나 잘 삼키지 못하는 등 저작 기능이 크게 떨어지고 있으며, 부드러운 음식만 먹다 보면 씹는 근육이 잘 발달되지 않아 턱이 작아지고, 부정 교합이 될 수 있다는 보고가 있습니다.

턱의 성장에 저작이 관여하는 것은 명백하지만 치열이 좋은 아이로 만들고 싶어서 유아기부터 딱딱한 음식을 먹이면 턱이 커지고 치열이 좋게 되느냐, 그 질문에는 아무래도 좀 무리라고 답변드리고 싶습니다. 치열은 유전 요인과 환경 요인이 복잡하게 얽혀서 만들어지는데 식생활로 부정 교합을 예방하기는 매우 어렵습니다.

현 단계에서의 결론은 식품을 골고루 섭취하고, 단단한 식품과 부드러운 식품을 균형 있게 섭취하는 것이 최선의 방법이라고 하겠습니다.

Q 불소가 들어간 치약은 효과가 있나요? 혹시 독성은 없나요?

A 불소의 충치 예방 효과는 매우 크다고 알려져 있습니다. 이것은 세계 각국에서 실시된 많은 연구 결과에서도 분명히 밝혀진 사실입니다. 치약에 극히 미량의 불소를 넣으면 충치 예방에 매우 효과적입니다. 다만 불소에는 독성이 있어 섭취량이 많아지면 치아에 백색 반점이 생기는 등 치아 형성기에 영향을 줄 수 있으며, 대량으로 섭취하면 골경화증이 생겨 갑상선이나 심장 등에 영향을 줄 수도 있습니다.

그러나 현재 시판되고 있는 치약 내 불소의 양은 그러한 영향을 전혀 주지 않는 미량이기 때문에 염려할 필요는 없다고 하겠습니다.

Q 초기의 충치는 양치질을 열심히 하면 낫는다는데, 정말인지 궁금합니다.

A 초기의 충치란 치아의 가장 표층인 에나멜질의 표면이 하얗게 녹은 상태를 말합니다. 아직 구멍이 뚫리지 않은 초기 충치는 이의 표면에 있는 칼슘이 녹아나오고 있는 중이기 때문에 이런 상태일 때는 단것을 먹는 횟수를 줄이며 이를 자주 닦아 음식물 찌꺼기를 깨끗이 제거하는 습관이 중요합니다. 그렇게 하면 타액 속의 칼슘이 탈회된 부분에 붙어서

충치가 더 이상 진행되지 않거나 간혹 다시 수복되는 경우도 있습니다.

Q **아이의 손가락 빨기가 걱정됩니다. 어떻게 해야 하나요?**

A 만 4세 정도까지 손가락 빨기를 멈추면 그 후에 나는 영구치에는 영향이 적습니다. 만약 4세 이후에도 계속 손가락을 빤다면 다양한 방법을 통해 그만 두도록 유도해야 합니다. 이 시기의 손가락 빨기는 주위 환경에 적응하기 어렵기 때문에 일어나는 정신적인 스트레스나 부모 형제에 대한 욕구 불만, 대립 등 심리적인 원인에 기인하는 경우가 많으므로, 호되게 꾸짖거나 손가락에 자극물을 바르면 오히려 역효과가 날 수도 있기 때문에 주의해야 합니다.

우선 아이와의 접촉을 소중히 하는 것이 필요하다고 보고, 스스로 그만 두고 싶은 생각이 들도록 가족 모두가 분위기를 조성해 가는 것이 좋습니다. 가능하면 손이나 손가락을 많이 사용하는 놀이를 가르치거나, 밤에는 손을 잡고 함께 잠을 자는 것도 한 방법이 될 수 있습니다.

또 손가락을 빨고 있을 때 화를 내지 말고, 하지 않을 때 칭찬함으로써 아이가 정서적으로 안정감을 가질 수 있도록 유도하며, 그래도 멈추지 않거나 치열이나 발음에 영향이 있을 경우에는 치과의사의 검진을 받도록 해야 합니다.

3. 제3의 치아, 임플란트

Q   2~3년 전에 어금니 2개를 뺀 후 오랜 기간 방치해 둔 까닭에 현재는 약간의 이 쏠림이 있는 상태입니다. 어떤 치료를 받는 것이 효과적일지 알려주세요. 이번에 없는 어금니 2개와 치아 교정이나 스케일링 등의 종합적인 치료를 받고자 합니다.

A   우선 말씀드린다면 임플란트를 하실 수 없는 상황이 아니라면 어떤 경우에도 부분 틀니보다는 임플란트가 최선의 선택이라 말씀드리고 싶습니다.

내과적으로 크게 힘들어하지 않고 임플란트 부위의 뼈가 튼튼하다면 치료 중간의 스트레스는 부담을 느끼지 않으실 정도라 말씀드릴 수 있습니다.

대부분의 경우 치료 후 불편감은 사랑니를 뽑은 후의 불편감보다 훨씬 작은 정도구요, '수술'이라는 표현 때문에 많은 분들이 부담감을 느끼는 것이 사실이지만 막상 치료를 받고 나서 많이 힘들어 하셨던 경우는 거의 없었습니다.

병원에 오셔서 진단을 받아보신다면 현재 상태에서 최선의 치료가 어떤 것인지 보다 상세히 말씀드릴 수 있겠습니다.

Q   20대 후반의 직장인입니다. 한 10년 전쯤 오른쪽 어금니 부분에 메탈로 보철을 했는데 최근 보철물이 흔들려서

치과에 갔더니 이번에는 씌운 이가 썩어서 뽑고 보철물을 5개 정도 다시 해야 된다고 하네요. 임플란트와 브리지의 장단점과 비용, 치료 기간 등을 비교해서 알고 싶네요.

A 임플란트 치료와 브리지 치료에 대해 궁금하다고 하셨는데요, 어떠한 치료 방법이 최상의 방법이라고 단정적으로 말씀드릴 수는 없습니다.

먼저, 간단하게 설명을 드리자면, 브리지의 장점은 치료 기간이 짧고(보통 1~2주일), 비용이 임플란트에 비해 저렴합니다. 하지만 브리지와 임플란트의 비용을 직접적으로 비교할 때 치아 한 개가 없어서 한 개의 임플란트 또는 양쪽 한 개씩의 치아에 브리지를 걸어야 할 경우 해당됩니다.

단점은 앞뒤의 치아를 삭제해야 되며, 수명이 보통 7~8년이어서 재치료가 필요할 수 있다는 점입니다.

다음으로 임플란트의 경우 장점은 없는 치아의 뿌리에 해당되는 임플란트 부분은 영구적이며 임플란트 위에 만들어지는 인공 치아도 브리지의 경우보다 수명이 훨씬 깁니다. 물론 앞뒤 치아를 삭제하지 않아도 됩니다.

치료 기간은 임플란트 시술 후에 5~6개월 정도 기다려야 하며, 그 후에 보철물을 제작하여 임플란트 상부에 장착하게 됩니다. 하지만 누구나 가능하진 않습니다. 잇몸뼈의 양이나 질에 따라서 임플란트를 해 넣을 수도 있으며, 아닐 경우는 브리지를 할 수 밖에 없습니다.

보통 브리지를 다시 해야 할 경우 더 많은 치아를 포함해야 되는 것은 아니지만 치아 주위의 잇몸이 안 좋아진 경우라면 인접한 치아들을 추가로 포함시켜야 될 경우도 발생할 수 있습니다.

뿌리만 남은 어금니는 치아가 없는 것이나 마찬가지이므로 장기적으로 교합과 잇몸 건강에 좋지 않은 영향을 줄 수 있습니다. 그러므로 제거한 후 브리지나 임플란트로 치아를 해 넣는 것이 바람직할 수 있습니다.

4. 치열 교정

Q 올해 스물한 살 된 남자 대학생입니다. 예전부터 치아 배열이 고르지 않아 웃을 때도 참 신경 쓰이고 음식물도 끼고 여러 가지로 스트레스를 많이 받았습니다. 어떤 치료를 받아야 좋을지 답변 부탁드립니다.

A 치아 배열이 고르지 않아 신경 쓰이셨죠? 요즘 많은 분들이 같은 고민을 말씀하신답니다.

대부분의 경우 치아가 고르지 않을 경우 교정을 생각하게 됩니다. 하지만 성인의 경우 장치가 보이는 것이 쑥스러워 선뜻 엄두를 못 내고 망설이게 되죠. 그러나 교정의 경우 가장 큰 고민거리는 치료 기간에 있습니다. 간단한 경우에도 6개월이 걸리며, 보통 1년 반 내지 2년 정도 교정 장치를 끼우고 있어야 하고, 한 달에 1~2번은 치과에 방문해 치료를 받아야 합니다.

　이런 불편한 점 때문에 치아 교정을 못하는 분들의 경우 알고 계신 속성 치아 교정을 받으시게 되면 단기간에 정상적인 치아 배열을 이룰 수 있습니다 하지만 모든 경우에 단기 교정이 적용될 수 있는 것은 아닙니다.

　따라서 교정 전문의와 충분한 상담을 통해 적절한 치료 방법을 결정하시는 것이 유익하시리라 생각됩니다. 비용 역시 치료의 여러 가지 상황에 따라 결정되므로 먼저 검사를 받아보시는 것을 권해드리고 싶습니다.

Q　3년 전 치과에서 앞니 왼쪽 옆에 이가 안쪽으로 향해 있고 그 옆 안으로 과잉치가 나있어서 그걸 빼고 교정을 했습니다. 위쪽만 교정을 한 상태에서 보정기를 잃어버리고 그대로 방치 했는데 1년 후 원래대로 돌아왔습니다. 그 때문인지 턱과 광대뼈가 비대칭적으로 보입니다.

A　힘들게 치아 교정을 했는데 다시 원상태로 돌아왔다니 정말 속상하시겠네요. 치아 교정은 교정 후에도 1년 정도는 보정 장치를 장착해야 치열 교정 치료에 의해 가지런하게 배열된 치아를 가급적 그대로 유지를 할 수 있습니다. 하지만 보정기를 잃어버렸다거나, 제대로 장착을 안하는 분들의 경우 조금씩 원래 상태로 돌아간다는 분들이 종종 있답니다.

　상담 치아보다는 턱의 비대칭으로 더 많은 걱정을 하시고

계시는 것 같은데요. 턱뼈의 성장은 키의 성장과 비례합니다. 키가 자라는 것이 멈추면 턱뼈의 성장 또한 발달이 없다고 봐야 옳겠죠?

치아의 움직임 때문에 턱과 광대뼈가 비대칭으로 발달하지는 않다고 봄이 적합합니다. 올려주신 글을 봐서는 정확한 상태를 알려드릴 수 없다는 점 양해해 주시고요. 교정 치료했던 치과에서 다시 한 번 상담 받아 보시는 것이 좋을 것 같습니다.

5. 말 못할 고민, 입 냄새

Q 중학교 2학년부터 구취가 심해서 치과 치료와 구취 클리닉도 다녀보았지만 마흔이 넘은 지금까지 구취가 심해 고민입니다.

구취 클리닉에서 원인을 구강 건조라고 해서 여태 그렇게 알고 있다가 면역성이 약해 여기저기 자주 염증을 일으켜 이번에는 질염으로 산부인과에서 처방받은 후라시닐을 먹은 이틀 후부터 구취가 말끔해졌는데 약과 구취와는 어떤 관계가 있는 걸까요?

A 구강 내에는 정상적으로 분포되어 있는 세균들이 있습니다. 설사 후라시닐이 구취에 효과가 있는 부작용(?)이 있다

하더라도 구취 제거를 위해 항생제를 복용하면 정상적인 세균 분포의 균형이 깨지게 되어 또 다른 문제를 일으킬 수 있습니다.

만약 구강 건조가 원인이라면 건조증을 일으키는 원천적인 다른 질병의 존재 여부가 전달되는 경우가 아니라면 구강 건조를 직접적으로 완화시킬 수 있는 약을 드시는 것이 바람직하리라 여겨집니다.

전문의에게 충치 검진, 잇몸 검진, 그리고 구강 위생 검진을 받아보신 후 도움을 받으시길 바랍니다.

6. 신경 치료 및 교정 치료

Q 가끔씩 앞니가 이를 닦지도 못할 만큼 시리네요. 이런 현상이 왜 일어나는지 알 수 있을까요?

A 치아가 가끔씩 시린 것은 정상적인 반응입니다. 그러나 치아를 닦지 못한다거나 포도를 드실 수 없을 정도라면 과민 치아 치료가 필요할 것 같습니다.

치아는 다층 구조로 되어 있고, 바깥쪽에서 치아 중심부로 다가갈수록 치아의 신경에 자극을 주게 되어 시린 느낌을 받게 됩니다.

그래서 치아의 일부가 깨졌다거나, 치아와 잇몸 경계 부위가 패였을 때 또는 충치가 생겼다거나 금속 보철물을 해 넣었을 때 시린 반응을 느낄 수 있죠.

Q 저는 현재 스물여덟 살로 초등학교 때 앞니가 약간 부러져서 신경 치료 및 간단한 치료만 한 후 놔두었다가 9년 전에 보철을 했습니다. 그 당시 옆의 이도 같이 갈아서 씌우더라구요. 그런데 신경 치료한 앞니 잇몸 쪽이 약간 거무스름하고 또 약간 떠있다고 합니다. 걱정이 되는데 답변 부탁드립니다.

A 앞니 때문에 고민이 많으시군요. 신경 치료를 받으신 앞니가 검게 되었다고 하셨는데 치료받은 치아가 검게 변색되는 이유는 두 가지가 있습니다.

신경 치료의 영향으로 치아 뿌리 부분이 변색되면서 검게 보이는 경우가 있고, 보철 치료가 도재금관(금속 겉면에 세라믹을 입혀서 씌우는 방법)일 경우입니다.

물론 두 가지의 경우 말끔하게 해결할 수 있습니다. 치아 뿌리가 변색되어 있는 경우는 내부 미백을 이용하여 치아 색을 밝게 만들고 그 위에 도재금관이 아닌 엠프레스와 같은 올 세라믹 크라운을 장착하는 방법입니다.

금속을 쓰지 않기 때문에 잇몸 부위가 어둡게 보이지 않고 자연 치아와 같이 완벽하게 치료할 수 있습니다.

7. 심미 치료

Q 　작년에 앞니 레진 치료를 받았는데요. 며칠 전에 음식을 먹다가 음식물이 앞니 사이에 껴서 실로 빼내던 중 레진이 떨어져 버렸습니다. 떨어진 것은 제가 현재 제가 보관하고 있는데요. 이런 경우 다시 끼워 넣을 수 있는지, 아니면 다시 치료를 받아야 하는지 궁금합니다.

A 　치아에서 이탈된 레진을 보관하고 계신다고 했는데 이미 치아에서 이탈된 레진 조각은 재사용이 불가능합니다.
　치과 보철물의 수명은 관리한 사람의 경우마다 다르긴 하지만 보통 5~10년 정도 보고 있습니다. 작년에 하셨으니 사용하실 수 있는 수명이 남아 있긴 하지만 충치 치료 목적으로 치아를 갈아낸 후 수복을 위해 한 레진이었다면 이탈 부위에 감염의 위험이 있으니 빨리 병원을 찾는 것이 좋을 듯합니다. 물론 미용 목적의 레진이여도 병원을 찾으셔야 합니다.

Q 　집 근처에서 치아 교정을 받으려고 하는데 앞니 하나에 라미네이트를 붙이고 다른 앞니에는 표면이 너무 많이 갈려 신경이 살짝 비치므로 안에 기둥을 세우는데 올 세라믹을 해야 한다고 합니다. 그런데 이미 붙인 라미네이트도 이 주변의 갈은 부분이 많아서인지 이를 간 쪽으로 푸르게

색이 비치는데 다른 하나를 올 세라믹으로 나중에 붙이면 앞니 두 개의 색상이 달라 부자연스러울까봐 걱정됩니다.

A   치아 때문에 고민이 많으시군요. 우선 기둥을 세우기 위해서 현재 남아 있는 치아를 살짝 다듬을 필요가 있으나, 치아를 뽑거나 자르지는 않습니다.

위쪽 두 개의 치아를 라미네이트와 올 세라믹 크라운으로 색상을 완벽하게 맞추는 일은 고도의 치기공 기술을 요합니다.

불가능한 일은 아니라고 여겨지나 약간의 색상이나 투명도, 또는 채도의 차이가 날 수는 있습니다. 그리고 주변 환경에 따라, 즉 실내조명이나 햇빛 아래서 약간씩은 다르게 보일 수 있습니다.

두 개가 같은 라미네이트일 경우나 올 세라믹 크라운일 경우도 다른 시기에 따로따로 만들어지면 색상을 맞추기 위한 작업은 더 까다로워지기 마련이나 현재 치료 받고 있는 병원에서 만족스러운 결과를 얻으시리라 믿습니다.

8. 치아 미백

Q   치아가 누런 편이라 미백 치료를 받을 예정입니다. 그런데 치료 후 시린 느낌이 들거나 치아 손상이 생길까 걱정됩니다.

A   치아 미백에 사용되는 성분인 과산화수소는 부드러운 산화제입니다. 이것이 상아질 사이로 스며들어 착색 물질을 산화시켜 치아를 하얗게 만듭니다.

이와 같은 원리에 의해 이루어지는 치아 미백은 잇몸 보호제를 발라 놓기 때문에 잇몸 손상은 없습니다.

최근에는 미백 작용의 활성화를 도와주는 특수한 빛을 비춰 시술을 하기도 합니다.

시린 느낌은 사람마다 느끼는 정도가 조금씩은 다르지만 보통 하루나 이틀 정도 지나면 개선됩니다.

또한 치아의 변색된 부분만 하얗게 만들어 줄 뿐 직접적인 해는 없으므로 크게 걱정하지 않으셔도 됩니다.

청년 건강백세 ⑭

건강한 치아 만들기

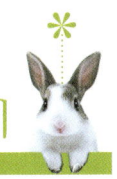

초판 1 쇄 인쇄 | 2005년 1월 5일
초판 1 쇄 발행 | 2005년 1월 10일

지은이 | 오 성 진
펴낸이 | 신 원 영
펴낸곳 | (주)신원문화사
책임 편집 | 이 선 희

주소 | 서울시 강서구 등촌1동 636-25
전화 | 3664 2131 · 4
팩스 | 3664-2130

출판등록 | 1976년 9월 16일 제5-68호

＊ 잘못된 책은 바꾸어 드립니다.

ISBN 89－359－1241－7 04510